相信己

相自己

足够好

卢丹丹　著

中国出版集团

世界图书出版公司

图书在版编目（CIP）数据

相信自己足够好 / 卢丹丹著 . — 北京 : 世界图书
出版有限公司北京分公司 , 2022.9
ISBN 978-7-5192-9721-3

Ⅰ. ①相… Ⅱ. ①卢… Ⅲ. ①心理健康—通俗读物
Ⅳ. ① R395.6-49 ② B84-49

中国版本图书馆 CIP 数据核字 (2022) 第 132463 号

书　　名	相信自己足够好	
作　　者	卢丹丹	
策　　划	王　良　严　芳	
责任编辑	夏　丹　李宛霖	
装帧设计	李　一	
出版发行	世界图书出版有限公司北京分公司	
地　　址	北京市东城区朝内大街 137 号	
邮　　编	100010	
电　　话	010-64038355（发行）　64033507（总编室）	
网　　址	http://www.wpcbj.com.cn	
邮　　箱	wpcbjst@vip.163.com	
销　　售	新华书店	
印　　刷	三河市国英印务有限公司	
开　　本	880mmx1230mm　1/32	
印　　张	9.25	
字　　数	120 千字	
版　　次	2022 年 9 月第 1 版	
印　　次	2022 年 9 月第 1 次印刷	
国际书号	ISBN 978-7-5192-9721-3	
定　　价	48.00 元	

目录

自　序 / 001

第一章　内外交困的年纪

左手搀着父母，右手拽着孩子，肩上扛着工作、未来、各种关系的压力；希望另一半能给予帮助和支持，却感觉彼此渐行渐远……突然有一天，你就来到了内外交困的年纪。

01　最奢侈的是时间，最向往的是自由 / 002

02　脾气一点就爆，总觉得自己很失败 / 006

03　难以平衡工作与生活，感觉每天都在透支 / 010

04　养育两个孩子的压力，远比想象中大 / 014

05　婚姻变成了搭伙过日子，沟通越来越困难 / 017

06　离开了原生家庭，却摆脱不了它的影响 / 022

第二章　寻求改变之路，走出误区

业余时间要看书、学英语、早睡早起、跑步……明明对生活现状不满意，想做出改变，却像是一只跑轮上的仓鼠，永远也跑不出那个怪圈。到底是什么阻碍了我们改变呢？

07 改变，就是要发生巨大的变化（误区一）/ O32

08 "小旗"立很多，行动却很难持续（误区二）/ O38

09 脑子想改变，实际内心并没意愿（误区三）/ O45

10 重复错误无效的方式，幻想奇迹出现（误区四）/ O50

第三章　打开觉察，拥抱你的内在小孩

在每个人心中，都住着一个内在小孩。他年幼且受伤，他就是我们童年时候的自己。对于一个小孩来说，哭闹、躲起来、大吼大叫，就是他当下认为最能保护自己的方式。他会用这些方式保护自己，一直到成年。

11 掌控人生方向盘的，竟然是一个小孩 / O58

12 深深的不配得感，阻碍了你前行的步伐 / O65

13 拥抱你的内在小孩，重新养育他长大 / O74

第四章 在后退中前行，我如何成为今天的自己？

如果你要寻找一样东西，你需要从"来处"去寻找。你从哪里来？你的家庭氛围、父母之间的关系，以及家庭价值观是怎样的？更重要的是，基于这些童年记忆，今天的你做出了怎样的创造性解释？

14 回答你的童年成长问卷，开启探秘自己的旅程 / **083**

15 出生顺序与兄弟姐妹，对你有什么影响？/ **095**

16 潜意识的决定，才是影响个性的最大因素 / **103**

17 改变，是对发生的事情做出自己的创造性解释 / **111**

18 为了获得归属感与价值感，往往会进入过度补偿 / **120**

第五章 深入探索，了解行为背后的信念

两个人争吵，就像是每个人戴了不同颜色的眼镜。戴红色眼镜的人说："这个世界是红色的！"戴蓝色眼镜的人说："这个世界是蓝色的！"两个人为此争论不休。这就是两个人的私人逻辑不同。

19 没有蓄意的争吵，只有未被了解的信念 / **128**

20 今天的问题，来自过去未被妥善处理的情绪 / **136**

21 为了达成目的，愤怒可能是你捏造出来的 / **142**

22 找到行为目的，你就拥有了更多选择与可能 / **147**

第六章　改善关系，提高感受爱与表达爱的能力

在亲密关系中，我们常常抱怨自己"不被爱"。可对方却说："我为你做了这么多！你从来就看不见！"那问题出在哪里呢？其实是因为我们不了解彼此表达爱与感受爱的方式。

23 不是不相爱，只是用错了方法 / **180**

24 爱是一个动词，感受不到爱，那就去爱！ / **194**

25 因为相同在一起，因为相异而成长 / **202**

第七章　管理情绪，学会与情绪和谐共处

情绪冒出来，朝你挑衅地吐舌也好，张牙舞爪地吓你也好，你要做的就是对它们说："我看见你们了，或许我可以跟你们待一会儿。如果你们不愿意回去，那我们就再多待一会儿。"

26 允许：情绪没有好坏，它会来，也会走 / **219**

27 看见：打开情绪交织的"毛线团" / **225**

28 感受：在刺激与反应之间，暂停一会儿 / **233**

29 表达：为情绪找一个出口 / **239**

第八章　**只要你愿意，改变就会一直发生**

　　一个人的成长，对外是课题分离，对内是自我探索。外在的调整是有选择地放弃与自己无关的课题；内在的调整是从对外索求转向内在满足。我们永远有掌控生活的权利，只要你愿意，改变就会一直发生。

30 从向外的索求，到向内的探索 / **250**

31 保持正念，感受当下的力量 / **259**

32 进行课题分离，人际关系就能发生改变 / **267**

33 从这一刻起，就能变得幸福 / **275**

你已经足够好，无须向他人证明

——写给女性自我疼惜与关怀的书

从 2013 年到 2022 年，我从事家长培训工作已经十年了。在这十年间，有成千上万的家长，尤其是妈妈们走进我的课堂，我也因此得以认识并深入了解她们。在前面的几年，家长课堂主要专注于亲子关系，教家长们以科学、有效的方式养育孩子，去了解、倾听、共情、鼓励孩子，并关注于解决问题。她们确实从课堂中受益很多。

但是，后来我慢慢发现，大多数家长的问题并不是亲子关系的问题，而是成人关系的问题，包括与父母、与爱人，尤其是与自己的关系。当她们的这些关系没有处理好时，在家长课堂上所学的那些养育孩子的方法，就很难实践出来，或是很难持续。

很多学员也通过上课发现：孩子没有问题，是自己需要改变和成长。我很开心能看到她们身上的变化。她们把指向孩子的手收了回来，但是，指责的对象却变成了她们自己。

"我怎么又对孩子发脾气了？为什么我把曾经最痛恨的父母对待我的方式，又原封不动地用在了孩子身上？学习了这么久，我怎么还是回到了老路上？我永远也改变不了！我不是一个好妻子、好妈妈，每个角色我都没有扮演好，自己也迷失了。工作平庸，前途渺茫，我过得好失败……"

我看到她们在自我成长的路上挣扎，就如我自己曾经所挣扎的；我看到她们找不到自我价值时的痛苦，就如自己曾经痛苦过的；我看到她们面对未来的迷茫，就如自己曾经迷茫过的。我深深地理解她们，不仅是从一个导师的角度，更是从一个经历过同样的挣扎、痛苦、迷茫的女性的角度。

唯一不同的是，我比她们先行了几步，且有幸在家庭教育、女性成长这个领域浸润了多年。因此我可以与她们站在一起，当一双温柔的手，轻轻地扶一把、推一把，给予她们适当的帮助和引导，而非高高在上，告诉她们什么该做、什么不该做。

大概在从事家长培训工作的第四年，我开设了专门针对女性成长的课程：通过对自我内在的探索，去改善与他人的关系，自然也包括最为重要的亲子关系。上完课后，很多学员说，像是突然打开了某个"通道"，以前在家长课堂上学的东西，突然能够比较顺畅地使用了。对于生活中的很多事情，有越来越多的觉察，对于自我的指责也越来越少了。女性成长课程的效果与魅力，远远超过了我的预期，这期间发生了什么呢？

我想，是我们放下了"只奔着解决问题去"的执念，而从一个大的方向出发。因为一个问题的出现，不是几句话或几个方法所能解决的。一个问题的背后，其实是一张巨大的、各种关系交织的网。拉动其中一条线，整张网都会被牵动。而其中的主线是自己与自己的关系。

家长课堂上的养育孩子的方法，可以帮助我们有效地解决某些问题，但是如果与自己的关系不好，这条线很细很弱，就很难支撑起这张网中的其他关系，尤其是亲子关系。这也是我们很多人所说的"看了很多书、上了很多课，知道了很多理论与方法，但是用不上"的重要原因。

所以，我们先要做的是，改善自己与自己的关系。当这条线粗了、有力了，就能把这张巨大的关系网支撑起来。我在课堂中针对这一部分做了大量的工作，包括：通过探索童年记忆的方式了解自己，打开觉察，拥有更多接纳；认识情绪，与情绪和平共处，并以它为线索，寻找其背后的需求；解码行为，看到行为背后的信念，积极主动地解决问题；改善关系，学会感受爱与表达爱，提升幸福力；扫除阻碍改变的因素，有勇气迈出行动的一小步；看到自己的价值，学会鼓励自己、庆祝生命。

经过短短几周的课程后，我能很明显地看到每个学员脸上逐渐绽放出轻松与通透的笑容。这种通透，源于对这些重要人生课题与关系的"开悟"，也就是她们所说的，感觉任督二脉被打通了。

其实，这门课程正是这本书的背景与来源。在这些年的上课过程中，我记录下了很多思考与体会，梳理与总结出很多要点与经验，慢慢形成了一个比较完整的知识体系。于是，我想通过文字的方式，分享给更多的人。

书的内容设计、逻辑结构与课程类似。书中有阿德勒个体心理学强有力的理论基础，有六年多的实践经验，有上千人的丰富案例，所以它不是空洞的理论讲解，也不是方法论堆砌，而是通过少量的、清晰明了的理论，加上大量真实有效的案例，让读者只是通过阅读，就能像在课堂中一样，进行体验式学习。

在书写形式上，我做了一个大胆的尝试，放弃传统的教科书书写方式，而是通过设定一个主人公，记录她的生命故事，将前文我们所提到的几大重要人生关系与课题融入其中。一方面，希望读者有更为轻松的阅读体验；另一方面，我相信，大多数女性都能从主人公身上找到自己的影子。我希望读者知道自己并不孤单，并能跟着主人公一起走上学习成长之路。在充满羁绊的生活中慰藉自己的心灵，学会认同和接纳自己，学会处理自己和世界的关系，相信自己足够好，找到自己的价值，拥有接纳不完美自己的勇气，去做一个越来越好的自己。

主人公梁晶，是千千万万普通女性的一员。她是一位 80 后二胎妈妈，正面临事业、家庭、人际关系等多重压力——事业上想有所突破，却无奈被家庭、孩子牵绊；另一半很少参与育儿，教育重担大多落在她身上；与父母的关系不太好，感受不到背后的支撑与依靠；亲密关系走入困境，常常感到深深的孤独与无助；中国传统观念对女性定位的失衡，导致她的焦虑真实存在，却又无处安放；她多次尝试做出改变，却又很快回到老样子。她觉得这些问题都是因为自己不够好，常常陷入自我否定与自我攻击中。

后来，她跟随一位导师开始了学习成长之路。其实，导师代表着我们身边一个值得信任、可以给予我们正确指引与帮助的人，像一位朋友、一位长辈，始终在你身边。这个人不会评判你，而是用心倾听，全然地允许与接纳。这个人不会直接给你答案，而是一步步引导你打开觉察，自己找到答案。这条路并不平坦，甚至充满荆棘与坎坷。你可能多次想要放弃，但是，走着走着，你可能突然发现："哦！我已经到这里了吗？"

我们都渴望能拥有这样一个导师，能够在迷茫的时候给我们指引，在挫败的时候给我们鼓励，在痛苦的时候陪在我们身边。但又何其容易呢？在书的最后，梁晶成了自己生命的导师，当她再遇到生命的课题，不会第一时间去寻求帮助，而是自己去觉察、接纳，迈出行动的一小步。她给自己陪伴、支持和鼓励，养育内在小孩长大。学习成长的目的，不是让我们的生活再也没有错误与失败、负面情绪、关系困扰，而是当这一切发生的时候，我们能够像个成熟的成年人一样去面对。

我们人人都可以成为自己的心理治疗师！重要的是，我们要先从某处开始，然后开启持续的学习。希望这本书能够温柔地推你一把，跟随主人公梁晶，一起踏上学习成长的旅程。在这条长长的路上，如果你也穿越了荆棘，遇见了一片鲜花绽放的田野，请接受我深深的祝福！

最后，让我以无比诚挚与感恩的心，感谢正面管教与鼓励咨询这两门课程的创始人简·尼尔森与琳·洛特，让我成为一名正面管教家长导师与鼓励咨询导师，在助人助己的路上十年的前行，遇见了前所未有的丰盛和精彩。没有她们，没有正面管教与鼓励咨询课程体系，就没有我自己 100 多期课程的开展以及多本专著的面世。特别感谢《做你自己的心理治疗师》与《懂我就是爱我》这两本书，本书中的很多活动，就是来源于这两本书和我的课堂带领经历。感谢生命中遇到的很多给予我温暖支持与信任的我的学员、朋友、老师、家人！感谢我自己，繁华或是困境，始终保持一份执着的坚持！

卢丹丹

2022 年 2 月于安徽合肥

第一章

内外交困的年纪

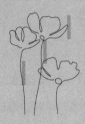

左手搀着父母，右手拽着孩子，肩上扛着工作、未来、各种关系的压力；希望另一半能给予帮助和支持，却感觉彼此渐行渐远……突然有一天，你就来到了内外交困的年纪。

— 01 —
最奢侈的是时间，最向往的是自由

不知道从什么时候起，别人问起自己的生活状态时，似乎都只能回答"还好，就是很忙"。一个简单的"忙"字，几乎道尽了所有的无奈与心酸。

晚上 10 点，梁晶擦完灶台上最后一块水渍，把抹布洗净、拧干、搭在水龙头上，在心里轻吁了一口气。这意味着，她这一天的忙碌终于结束了。

她进卧室看了一眼两个孩子，睡得正香。书房的灯亮着，老公还在加班。她简单地洗漱完，敷上面膜，脑海里掠过一个念头："要不要看会儿书？"但她马上否决了。忙了一天，她想要犒劳一下自己。

她舒服地靠在床上，枕头与床背的支撑让她感到莫名的幸福与踏实，似乎这一整天，铆足一股劲儿，就是为了这一刻能躺平。她习惯性地刷了一圈微信，各种各样的信息，在心底掀起大大小小的波澜，但随着微信一关，马上不留一点痕迹。

微信真是一个浪费时间的东西，她曾经好几次有意识地控制自己不要轻易打开，但都以失败告终，最后也不勉强了。

她很自然地打开一个视频播放软件，这是她最近大半年的一个习惯，不管多晚、多累，都要看一会儿电视剧。有时，她看几分钟就睡着了，但有时，也会忍不住要追到很晚。老公有好几次提醒她早点睡，这让她感到很生气，甚至还为此吵了几次："你不睡觉打游戏的时候，我可没有催过你！所以，请也给我个人空间。"老公觉得自己的好心被当成驴肝肺，后来也就不管她了，闷闷不乐地睡去。

梁晶并不觉得自己有错，她说："我追的不是剧，而是自由。一天从早到晚，我又上班，又带孩子，又做家务，哪有一点属于自己的时间？只有晚上，我才可以放松一会儿。所以，这个时间，神圣不可侵犯！"

可是，一到早上，她又很后悔。不管有多疲倦，第二天的太阳仍旧照常升起，她照常得在所有人起床前准备早餐。然后，催两个孩子起床、刷牙、洗脸、吃饭、准时出门。每天早上就跟打仗似的，敌方就是自己亲生的两个孩子。她算了一下，老二乐乐今年才两岁，等到他上大学，这场仗，她还得打 15 年。简直不敢想！

送完两个孩子，她匆匆赶去上班。在这家公司，她已经工作了11 年，从实习生一直做到中层。本来三年前，她有一个很好的晋升机会，但因为生老二，止步于此了。不过她也很满足了，毕竟公司不仅为她保留了工作，对于她因为孩子的事，偶尔需要迟到早退，或是请假，也比较宽容。

这是一家传媒公司，之前她主要负责业务，生完老二就退到了相对空闲的行政岗位，但也并不轻松，总有琐琐碎碎忙不完的事情。

午休的时候，她接到一个很久不曾联系的大学同学的电话，问她最近怎么样。她想了半天，不知道怎么回答，好像一切都还好，好像又很糟糕。最后，她说："还好，就是很忙。"

挂了电话，她的情绪突然很低落。不知道从什么时候起，自己的生活状态似乎都是"还好，就是很忙"。一个简单的"忙"字，几乎道尽了所有的无奈与心酸：

"每天都倍感压力，筋疲力尽，没有属于自己的时间。"

"从睁开眼睛，一直忙到天黑，且未完待续。"

"身体在陪着孩子，心里却总是想着还有什么事情没有做。"

"总之，生活就是忙完这一阵，再接着忙下一阵，永不停歇。"

不知道生活中怎么突然就冒出了那么多事，不知道时间都去哪儿了。悠哉游哉地逛街，慢条斯理地吃饭，百无聊赖地发呆，夜深了在床上辗转反侧，似乎是很多年前的事了。最近她发现，失眠突然成了一件奢侈的事，她说："中年职场女性，白天上班，晚上做家务带娃，顺利的话可以留点时间追剧，不顺利的话倒头就睡，哪有时间失眠！"

然而明明忙了一天，再去回想，又想不起这一天做了什么。似乎大多数时候都处于一个无意识的"自动运转"状态。

就像每天早上开车上班，一路上想着孩子的事，等回过神来，她发现自己已经到了公司楼下。路上碰到了几个红灯，路况如何，经过了哪里，遇到了什么，她都想不起来了。吃饭、做家务、陪伴孩子的时候也是如此，"身在曹营心在汉"，手里做着这件事，心里想着过去发生的或等下要去处理的事，很少"活在当下"。

"真不想这么忙啊！"梁晶对自己说。可是又有什么办法呢？工作、生活、家庭、孩子……她的每一天都在为各种琐事忙碌，留给自己的时间几乎没有。有时，她结束了一天的工作，下班回家的路上，车水马龙中，人人都在为生活奔波；再想到自己，不过是千千万万普通人中，最普通的一个，一种无助的感觉就会涌上心头。

这样的生活，还要过多久呢？想做一些改变，可又从何开始呢？每隔一段时间，梁晶就会陷入深深的焦虑与无助之中。

— 02 —

脾气一点就爆，总觉得自己很失败

对于控制不住的情绪，我到底可以做些什么？感觉
自己像是掉进了一个泥潭里，想挣扎，却越陷越深。

梁晶常常对自己感到不满，尤其是对于自己经常爆炸的情绪。
她几乎每天都在努力控制情绪，可是每次都以失败告终。事后，她
很自责和懊悔，发誓以后再也不这样了。可是，她还是进入一个可
怕的循环中：爆发——懊悔——控制——更强烈的爆发——更大的
懊悔——再次控制……

她很想得到一个管理情绪的良方，让她从此做一个性格平和的
人。她去看书、听课、向人请教，学到了很多道理，但用到实践中，
却收效甚微。

她觉得自己所面临的挑战实在是太大了，下班后家里的两个孩
子，分分钟可以让她抓狂。

她有时喜欢在车里坐几分钟再回家。这几分钟，像是连接白天
与黑夜、工作与家庭的一个通道。在这里，她卸下疲惫、压力与负
面情绪，给快要没电的身体迅速充上一点电。运气好的话，这些电

量可以一直用到她擦干厨房灶台的最后一块水渍，敷上面膜在床上躺下来；运气不好的话，很有可能进门的那一刻就猛然耗光。

这种事情发生过好几次。上周，两岁的儿子乐乐有些拉肚子，她特意叮嘱婆婆不要给他吃零食。可她一推开家门，就看到乐乐在吃蛋糕，还是不知道在哪个路边小店买的那种。她的心里升起一股无名火，估计是"不悦"已经瞬间反映在脸上，婆婆看到马上说："下午带他出去，他一定要吃，不买就不走，我只好给他买了。"

她没说话，把乐乐手里的蛋糕一把抢过来，丢进垃圾桶里，并对他大声呵斥："不是跟你说了别吃蛋糕吗？拉肚子怎么办？你怎么这么不听话！"刚刚还沉浸在吃蛋糕的喜悦中的乐乐，不知道发生了什么，一下子被妈妈吓坏了，大哭起来。

事后梁晶很懊悔，孩子一点错也没有，她就是把对婆婆的怒火撒在了孩子身上。可是，婆婆一天到晚帮她带一个两岁的孩子也很辛苦，她能够照顾好乐乐的饮食起居已经很不容易了，哪还有多余的精力去应付一个哭闹的孩子。可是，那一刻，她就是没忍住。

婆婆哪能不知道，梁晶对孩子发火是因为她。晚上吃饭的时候，婆婆就说："再帮你们带一年，等乐乐上了幼儿园，我就回去。"老公不知道下午的事，说："好好的您突然说这个干吗？"

婆婆的话匣子一下打开了，说："在这里每天跟关在笼子里一样，一个朋友也没有，我回去还可以打打麻将，跟人聊聊天。"

"您在这里不是也认识了几个朋友吗？晚上还一起去跳广场舞。"

"哪能跟几十年的老邻居相比啊！楼下的李阿姨，上次问她借她孙子用过的扭扭车，她明明有，可她却说被别人借走了。"婆婆无奈地说。

"您怎么能这么想别人，有的话人家还不借您吗？"

"就是舍不得呗！"

"自己买一个嘛，又不是买不起。"

"怕乐乐玩两天就不玩了，买了不是浪费……"

母子俩就这样你一言我一语地说下去，像是在争吵，又像是在拉家常。梁晶有时还挺羡慕他们俩的，她跟自己的父母就很少能说这么多话。

餐桌上，梁晶没有说话，主要招呼两个孩子，一边喂乐乐吃饭，一边叫10岁的姐姐可可多吃一点。

吃完饭，婆婆的情绪也没有了。跟儿子在餐桌上聊聊天，对她来说是很好的治愈方式。她照例找她的老姐妹去跳广场舞，然后回到隔壁小区给她租的小房子里。第二天，梁晶夫妻俩上班前她再赶回来，帮忙带乐乐。

婆婆出门后，梁晶迅速地把碗筷放进洗碗槽，擦好桌子，收拾好餐厅，开始跟老公分工合作伺候两个孩子。陪一个五年级、成绩不太好、态度不太认真、拖拉又坐不住的孩子写作业，跟陪一个两岁、精力旺盛、稍有不注意就会摔倒、经常打破东西的孩子玩儿，两边都不是轻松事儿。因为乐乐更想跟妈妈在一起，所以老公负责可可的作业多一些。但老公经常出差或应酬，梁晶需要尽快哄乐乐睡觉，然后接着处理可可没完成的作业。等可可也上床睡觉了，她再回到厨房，洗碗收拾好一切，基本就到 10 点了。

所以，能够顺利地把电量一直用到 10 点，真的很不容易。只要这天没有对任何人发脾气，梁晶就觉得这是成功的一天。

但是这样的日子少之又少，光是辅导女儿作业，就不知道一天要爆发多少回。

跟之前婆婆给乐乐吃蛋糕，她对乐乐发火后一样，梁晶又陷入深深的懊悔中。可可在妈妈照顾弟弟无暇顾及她的情况下，自己一个人能够把大部分作业完成，已经很不错了。她上了一天学，还写那么多作业，本身就很辛苦，很需要妈妈的支持。但是，不知道为什么，梁晶觉得大脑里就像是有一个开关，"啪"地被启动，然后就进入到了失控状态。

她觉得自己不是一个好妈妈，既没有很细心地照顾好小的，也没有用心地陪伴过大的；她觉得自己不是一个好儿媳，婆婆这么尽心尽力地帮忙带孩子，可是她心里对婆婆有很多怨言，平常也很少花心思去陪婆婆；她觉得自己不是一个好妻子，尤其是有了两个孩子后，对老公的关心少之又少；她觉得自己不是一个好员工，工作上的事情，只求完成就好，没有想到去做得更好一些。

夜深人静，当一切安静下来，梁晶就开始了自我否定与自责。这一天又发脾气了，又是失败的一天。

— 03 —
难以平衡工作与生活，感觉每天都在透支

梁晶觉得只要没发脾气，这一天就是成功的一天。情绪很大程度上会影响自己对自己的评价。你也会因为情绪问题，而对自己产生深深的否定与怀疑吗?

跟大多数女性一样，梁晶每天都在想，如何更好地平衡自己的工作与生活。"搬起砖就无法抱娃，抱起娃就无法搬砖"，道出了大多数女性的心声。

她曾经想过辞了工作，尤其是刚休完二胎产假去上班的第一个月，每一次离开家门对她来说都痛苦不堪。那段时间，她不仅承受着心理上的煎熬，还有身体上的疲惫。她做了半年的"背奶妈妈"，每天都在固定时间躲到公司的储物间吸奶，再冷藏起来带回家，作为乐乐第二天的口粮。

她跟老公商量过辞职这件事，老公倒是很支持，跟她说:"当然可以啊! 家里又不缺你这份工资，只要你愿意，我百分百同意! "但话虽如此，辞职后的生活，对她来说也充满了各种恐惧与未知，她下不了决心。

她也问过父母，父母的态度很坚决，一是觉得在这家公司这么多年，积累了那么多经验与资源，辞了可惜；二是认为女人没工作，在家里就没地位了。梁晶听了很生气，觉得父母这辈子永远把利益、面子放在自己的感受前面。别人可以不心疼我，父母应该心疼我啊！

公公婆婆虽没有明确否决，但话里的意思也是反对。他们觉得自己可以帮忙带孩子，梁晶还是安心上班为好。

梁晶身边的朋友，倒是大部分跟她父母的观点一致，觉得辞了可惜，女人还是要有份工作。但让她更信服的不是这些，而是："工作有时比带娃轻松啊！你带娃累了，就去上班放松一下。"她想想，可不是嘛！每次一个周末下来，真比上班辛苦多了。

也有少数朋友跟她说：孩子需要你的时间，也就这么几年，等乐乐上了幼儿园，你再回去上班就好。

就在这两种完全对立又都很有道理的观点中，梁晶更加纠结。很快两年过去了，她度过了最艰难的"背奶时期"，还有一年乐乐就要上幼儿园了。辞职这件事，也像是心照不宣一般，早已不再提起。

但最近，这个想法又不断冒出来了。尤其是夜深人静，当她觉得自己一切都很糟糕的时候，工作的事就更加让她痛苦与迷茫。这份工作对她来说，似乎只是证明她在这个世界上，有一个属于她的位置。除此之外，它并不能带给她快乐，也没有高得让她心甘情愿去拼搏与奉献的收入，更看不到多少晋升的机会与可能。

但是，就是这个"位置"，让她在夜深人静，觉得自己什么都做不好的时候，不至于完全彻底地找不到自己；就是这个"位置"让她知道，再怎么说，自己是一个能够养活自己的独立女性。

然而，除了"活着"，是不是还可以"活好呢"？

她喜欢看书，她一直希望有一天可以什么都不做，泡一壶茶，坐在窗边看一天书。

她想过要把英语捡起来，每天能有半个小时花在英语上也好。

她希望每周有两三次健身的时间，让自己的身体状态更好一些。

她想要学学做菜，给孩子们做一些又精美又营养丰富的饭菜。

她想学习一门新的技能，画画、长笛、书法都是她少女时期就有的梦想。

她还想过，如果辞职了，以后要从事一门新的职业，那也要提前开始学一些东西……

总之，想做的事情实在是太多了，真希望每天可以多出几个小时。可是，她又想，就算把自己变成八爪鱼，又有什么用呢？现在的生活已经是一团乱麻，能够正常上下班，带好两个孩子，几乎已经耗尽了她全部的心力。

梁晶很羡慕身边的几个朋友，人家也是带两个孩子，做一份比她还忙的工作。可是，她们不仅孩子带得很好，工作也很出色，还常常游山玩水、健身会友，甚至在空闲之余开创了一份事业。梁晶不知道，她们的时间是怎么来的，为什么她自己，仅仅是两个孩子、一份闲职，就已经把她搅得天翻地覆。每每想到这些，她的沮丧与挫败感就又增了一分。

有一天，她在网上偶然看到一个课程：职场妈妈如何平衡工作与家庭？她毫不犹豫就花钱去听了，可听完后她还是很茫然。课程里教的是：要早睡早起、要抽时间锻炼身体保持好状态、要断舍离、不要被杂念杂事杂人困扰、要管理好情绪、到家就放下工作、要有质量的陪伴、既要快乐工作也要快乐生活……总之，都是她想做，却做不到的事情。

她还买过一些时间管理、女性成长、家庭育儿等方面的书，看完后，她试着运用，有些方法确实对她有帮助，但是要坚持起来很困难。而且"情绪"这个东西，总是在困扰她。当脾气一来，那些方法对她来说，就都失去了作用。

她的状态就像电影台词里说的："我懂得很多人生的道理，但还是过不好这一生。"

在寻求平衡的过程中，她反而因为永远也达不到平衡而内耗更多。

"我的方向在哪里？我该往哪里去？真的要这样日复一日、年复一年地过着同样的日子吗？"她的眼前一片迷茫。

— 04 —
养育两个孩子的压力，远比想象中大

> 她感觉到母女俩的关系在渐行渐远，但是，她不知道该做些什么，才能阻止这一切的发生。一切都失控了，她却无能为力。

在生老二前，梁晶预想过养育两个孩子的困难，经济压力、隔代养育矛盾、时间精力不够等，但是，当时她所能想到的，远远没有比老二出生后真实遇到的困难多。且不说，只是多了一个那么小的孩子，家里突然就变得拥挤与复杂很多。孩子也总是在提醒她，生活是不平静的，他们会在各个年龄段，带来各种各样的挑战。

周末的上午，梁晶坐在靠近阳台的客厅游戏区陪乐乐玩。那天阳光正好，照在身上暖洋洋的，乐乐的情绪也不错，自己一个人安安静静地搭着积木。梁晶晒着太阳，看着像天使一样的乐乐，享受着那一刻难得的清闲，觉得岁月如此静好。

然而，好景不长。可可走过来，一屁股坐在地上，从乐乐手里抢过积木，说："不要这么搭，要像我这样！"然后三下五除二把乐乐搭好的积木推倒，再捡起来娴熟地一个一个往上垒。乐乐原本平静的世界突然闯入了一个入侵者，他又气又急，大哭起来。梁晶把这一幕看在眼里，也是又惊又气，惊的是可可这种行为实在有些莫名其妙，气的是难得的平静，又被可可打乱了。

她质问可可："弟弟搭得好好的，你干吗要推倒？"

可可没事人一样地回答："我在教弟弟搭呀！"

"教是这么教的吗？！"梁晶的火上来了。

"怎么不能这么教了，是他笨学不会。"可可满脸的挑衅。

梁晶气不打一处来，用力把可可拽起来，说："回你房间写作业去！"

可可瞪了她一眼，回到房间把门狠狠一摔，半天没有出来。

梁晶一边安抚生气的乐乐，自己内心的火也还在不断上升，一边又感觉无比受伤，为什么可可会变成这个样子？当年她是个多么乖巧懂事的孩子啊。

这样的事情每天都会发生很多次。可可有时会突然把弟弟手中的绘本抢走，说那是她的，没有经过她同意不能看；有时会在梁晶哄乐乐睡觉的时候，不停地喊妈妈。可可不止一次地说："妈妈不爱我，就爱弟弟。"

梁晶知道有愧于可可，自从弟弟出生后，确实陪她的时间少了很多很多。但是，自己何尝不是尽一切可能去陪她而忽略乐乐呢？有时为了陪她写作业，乐乐也陪着熬到很晚才睡，为什么可可就不能多理解一下自己呢？

有一天周末，梁晶在加班赶一个工作，心里本来就有些急躁，可可走过来，摇着她胳膊，非要妈妈陪她玩。梁晶不耐烦地吼了她两声，她停下来狠狠地说："我讨厌你！"

等完成了工作，梁晶意识到自己的不对，走到可可面前想跟她道歉，没想到话还没说完，可可就大喊一声："走开！我讨厌你！"

梁晶愣住了，一下子不知道该说什么，背过身去，眼泪流了下来。

10岁的女儿，很多时候不仅仅是惹你生气，而是让你伤心，那种伤心，让你觉得自己变得很弱小、很无力、很卑微。在此之前，梁晶都觉得女儿与自己是不可分割、相互依存的，但那一刻，她突然意识到，女儿在使劲挣脱，要离她远去。

深深的无奈与无力感油然而生。她多么想回到从前，女儿那么爱她、依赖她、信任她的日子。梁晶多么希望自己还像可可刚出生时那样：对她没有那么多期待，只要健康快乐就好；对她那么宽容、耐心，错了就陪她再来；对她就是发自内心的喜欢，怎么看也看不够，跟她在一起做什么都好……

但是现在，女儿的眼里看不见她这个妈妈，女儿很烦她，有时甚至是讨厌她、嫌弃她。想到这儿，她感到痛彻心扉。

都说孩子会让一个人迅速成长，梁晶感受不到，相反，她觉得自己越来越糟糕了。

而乐乐似乎是拯救她的天使。当乐乐奶声奶气地叫一声"妈妈"，梁晶再不好的心情，也会马上放晴。梁晶对他笑，逗他玩，陪着他，看着他，爱他，觉得怎么也不够。

她突然意识到，自己就是传说中的"变脸妈妈"，前一秒还对乐乐和颜悦色，后一秒就对可可一脸冷漠。

"你不爱我，就爱弟弟！"可可说得没错，哪怕梁晶的心里再不承认，但是表现在行为上，也是那么的明显。

每当这个时候，梁晶就特别心疼可可，很想把她抱在怀里，母女俩说说话，像过去的时光一样，亲密无间。她也不止一次在心里发誓，不管可可怎么虐自己，也不能生气。

可是，她和可可相亲相爱的时光，总是持续不了很久，可可轻而易举就能点爆她的情绪，然后把一切都归结于"你不爱我"，这一点尤其让梁晶无比沮丧。

— 05 —
婚姻变成了搭伙过日子，沟通越来越困难

> 她在自己的婚姻中，依稀看到了当年父母的影子。她像是在重复父母的老路，这让她感到深深的恐惧、迷茫与不安。

梁晶对老公许瑞说起过她和可可关系的困扰，但许瑞一如既往地轻描淡写："没事，长大一点儿就好了！"梁晶听了很生气："什么叫长大一点儿就好了？你不知道，还有更恐怖的青春期在后面吗？她现在10岁就已经那么叛逆，以后怎么办？"许瑞却慢条斯理地说："我觉得还好啊，没那么严重。"

梁晶觉得沟通不下去了，他们的对话永远不在一个频道，自己在一旁急得面红耳赤，但在许瑞眼里，不过是"世上本无事，庸人自扰之"。

他们之间最大的矛盾，也是来自可可。虽然乐乐出生后，许瑞就主动负责起可可的作业，但是质量实在不敢恭维，不是该打的卡没打，错了的题没纠正，就是在梁晶眼里一塌糊涂的作业，在许瑞看来都"挺好的"。

更让梁晶生气的是，她好不容易给可可建立起来的规矩，比如晚上9点半前上床、放学回来休息10分钟就写作业、玩电子游戏的时间一次不能超过40分钟……许瑞总是轻而易举就打破，并且言之凿凿："差不多就好了，孩子要在快乐中成长。"至于好不容易说服可可报的兴趣班，许瑞也很反对，用他的原话说是在"迫害孩子"。

梁晶觉得，你不支持也就算了，但是你不要当着孩子的面，把你的这些观点灌输给孩子。现在孩子一遇到点困难，就说："爸爸都说了，上这个课没意义，我不上了。"这让本来已经处于崩溃边缘的梁晶更加焦头烂额。

为此，她跟许瑞吵过好几架，许瑞也答应以后要配合她，但是事情往往不是那么简单。

许瑞并不是不会对可可发脾气，有时他也会对可可无计可施，这时他会使用天下男人最喜欢用的一招，那就是："让你妈来！"换梁晶上场后，前面5分钟一般都很和谐，她会带着"看，你不行吧，看我的！"的骄傲与自信，用尽一切温柔与耐心。但5分钟后，她也败下阵来，这个时候的沮丧与挫败往往比自己单打独斗时还要来得更凶猛。

然而她无路可退，只能将一切情绪发泄到可可身上。而可可，也不再是那个逆来顺受、忍气吞声的小孩了，10岁的她心里有很多的压抑、委屈、受伤，这时也是她爆发的最好时机。

母女俩唇枪舌剑，谁也不让谁。其实梁晶特别不愿意对可可发脾气，但是，可可似乎故意要触碰妈妈的底线，看到妈妈生气，就觉得自己赢了。表面上，梁晶像一台推土机，呼啸着一路向前，张牙舞爪，无坚不摧，但她的内心是那么脆弱，那么无助。

她希望许瑞能拉她一把，把她从情绪的漩涡中拉出来。她希望许瑞能够抱抱她，对她说："没关系，让我来，你去房间休息一会儿。"然后他把可可拉到一边，也抱抱她，安慰她，替梁晶表达歉意，让可可感觉好起来。

但是，许瑞做的却是：加入她的阵营，跟她一起朝可可大吼，批评可可的不是。事态变得更加不可收拾。

梁晶的心里也变得更加生气，对自己，也对许瑞。她生气自己一次又一次的失控，生气许瑞在关键时刻，没有一个丈夫与父亲的格局与担当。

但是，梁晶没法把这些说出来，许瑞已经站在她这一边了。她自己的表现已经那么糟糕了，她怎么可以再去说许瑞呢！

她所能做的，只是对许瑞冷淡、不说话。许瑞也不知道自己做错了什么，只以为梁晶还沉浸在对女儿生气的情绪中，与自己无关。往往这样的一场"战争"过后，家里的氛围要好几天才能恢复到正常。

梁晶很讨厌这种冰冷与疏离，她很想主动跟许瑞说几句暖心的话、靠近他。她想像往常一样，夫妻俩在这个家里默契地分工合作、有说有笑，不说话各自待着也很自然。但是，她的内心充满了孤独与无力，她走不出自己为自己制造的牢笼，像是在惩罚自己。

许瑞的感觉也并不好受，他希望梁晶能把话说明白，别憋在心里，但他又简单地认为，或许她需要自己待一会儿，过几天就好了。他愿意给她这个空间，不去打扰她。但许瑞不知道，其实梁晶需要他多做一点努力，多哄她几句，把她焐热，她就好了。

只是，他们彼此都不愿意说出来。

梁晶认为他们之间的问题是缺少沟通。他们刚在一起的时候，睡觉前煲着电话粥，一不小心就聊到很晚，那时不知道为什么有那么多话，一件简单的事情，他们就可以聊得很多很多。当然，也有意见不合的时候，他们会把它吵个明白。她至今都记得，有一次他们俩出门散步，因为一句歌词是什么，两个人吵得不欢而散，各自回家。后来他们都觉得很好笑，很多年过去了也常常会提起，开玩笑说，都怪当时没有手机，可以随时查一下。

现在，他们似乎都懒得为一些小事情争吵了，或许是成熟了，彼此有了更多宽容，或许是生活本身已经很忙、很累，再没那么多精力去吵。总之，各自消化一下，就当什么也没发生过。

但那些未被解决的问题与情绪并没有凭空消失，而是一点点积压在心底，它们会在某一个时刻，突然冒出来，让人猝不及防。

他们俩吵过很莫名其妙的一架。许瑞有时会叫梁晶帮他倒水，他会直接说："给我倒杯水。"梁晶倒给他，他接过去，把水喝了。整个过程许瑞不觉得有什么不对，但是梁晶其实一直不高兴。

原因是：你要我倒水的时候，特别不客气，没有说"请"字。我把水倒给你之后，你也毫不客气，没有说"谢"字。

许瑞听了觉得真是好笑，他对梁晶说："夫妻之间还要这么客气吗？再说，如果你早就不爽了，可以早提出来，为什么要憋那么久呢？我喝了那么久的水都是带着怨气的！"

梁晶说："你自己早就应该明白！"

后来，许瑞再也没有要求过梁晶倒水，而且他每次给自己倒水的时候，似乎都很生气，就像被下了诅咒一般。

梁晶感觉他们之间有时很近，有时又隔得很远。他们彼此想走近，中间却似乎隔着万水千山，无法逾越。

小时候，每次父母一吵架，梁晶就在心里告诉自己："以后我和我的丈夫一定要相亲相爱，不能像他们那样，不是在争吵，就是互相不搭理。"现在，她在自己的婚姻中，依稀看到了当年父母的影子，她像是在重复父母的老路。

— 06 —
离开了原生家庭，却摆脱不了它的影响

控制欲强的母亲，缺席的父亲，充满争吵的家庭氛围，严厉的教养方式，隐忍的家庭价值观……她原以为离开了家，就摆脱了家对她的影响。没想到的是，她一直活在原生家庭的影响中。

梁晶生长在一个北方小城，父母是同一厂矿的职工，她还有一个比她小 4 岁的妹妹。梁晶从小脖子上就挂着一把钥匙，不仅要照顾好自己，还要照顾好妹妹。

她印象中，父母总是在吵架，妈妈一辈子都在抱怨丈夫对她不好。从记事起，梁晶就是她的情绪垃圾桶，她的耳边，总是充

斥着妈妈指责与抱怨爸爸的声音。她觉得这对爸爸很不公平，明明爸爸有很多对妈妈好的地方，比如爸爸会把好吃的留给妈妈，妈妈生病的时候会寸步不离地陪着她。然而，这些妈妈都看不见，她看见的是，爸爸一下班就跟一帮老哥们儿去钓鱼、打牌，在家里不做家务、不管孩子，工作不思上进，有好机遇也不争取……总之，爸爸在妈妈眼里什么也不是。所以梁晶选择站在爸爸一边，维护爸爸。

这让妈妈很生气，说梁晶是白眼儿狼、没良心，说自己命苦，为这个家付出这么多，没一个人对她好。

妈妈确实为这个家付出了很多。她是一个勤劳能干的女人，家里总是打扫得一尘不染，餐桌上的饭菜总是营养丰富、美味可口。她还总能像变戏法一样，用简单的食材做出美味的小吃来。

妈妈会把红薯切成丝，和面粉搅拌在一起，放进油锅里炸，变成像虾的形状，妈妈就叫它"虾子"。"虾子"只是两种食材，什么调料都不需放，红薯的甜味与油炸过后的香味交融在一起，就好吃得不得了。

妈妈还把油渣切碎、把花生米炒香去皮碾碎，两者与红薯淀粉一起做成透明的"珍珠丸子"。妈妈做好就会放在桌上，孩子们路过就抓一颗塞进嘴里，吃得满嘴留香。

妈妈还在楼下的院子里开辟了一块小田地。夏天，妈妈把从地里刚摘下来的西红柿，用白砂糖一拌，既解暑又解馋。她总会把碗端到两个孩子嘴边，让她们喝碗底的汁儿，甜甜的沁人心脾。

在那个物资匮乏的年代，这样的小吃简直就是梁晶童年里最美好的记忆。她的同学也都喜欢来她家玩儿，每一个来家里吃饭的同学都惊叹：原来饭菜可以这么好看又好吃！原来红薯还可以做成"虾子"！原来别人家的妈妈，会愿意花那么多心思为自己的孩子做美食。相比之下，自己妈妈做的饭菜就跟猪食一样！

每次妈妈听到这样的对比，都开心不已，也很欢迎梁晶带同学来家里玩儿。妈妈还会缝纫，亲手给两个孩子做小城里很难买到的潮流衣服。妈妈织出的毛衣跟机器做出来的一样，胸前会有栩栩如生的图案。梁晶记得冬天的时候，为了保暖和方便清洗，每个孩子的棉衣外面都会套着一件难看的罩衣，但妈妈为她们做的，是粉色的、带着蝴蝶结的罩衣。她们姐妹俩就像两只翩翩起舞的蝴蝶，让所有女孩子都羡慕得不得了。

爸爸也跟两个女儿一样心安理得地享受这一切，整洁的房间、舒适的衣服、可口的饭菜、无微不至的照顾，只要在家里，他的劳动能力与意愿也真的退化到"扫把倒了也懒得扶一下"的程度。妈妈一边劳作，一边抱怨；一边恨不得倾其所有来爱全家人，一边又觉得这一切太不公平。

在父女仨的心里，妈妈那些突然而来的脾气、永无休止的絮叨与抱怨，不仅抵消掉了她为这个家的付出，还让他们觉得她很烦。

爸爸会跟妈妈大声争吵，说得最多的一句话就是："没人让你做这么多！"他不知道，这句话对妈妈是致命一击，会激起她内心深处更大的痛苦与愤怒。于是，妈妈会更加暴躁，手边不管有什么，抓起来就朝爸爸扔过去。

梁晶带着妹妹躲在自己房间里，姐妹俩吓得大气都不敢出。但有时她们也不能幸免，妈妈的怒火，一不小心就会烧到她们身上来。

梁晶从小没少挨妈妈的打，做错了事挨打，妈妈不高兴了拿她出气，跟妹妹吵架，不管是谁的错，挨打的也总是她。她生性倔强，不管妈妈打得多狠，她都不服软。而妹妹不一样，她从来不吃眼前亏，"我错了，我再也不会了"这句话张口就来，而且，她特别擅长用眼泪换取同情，这一点让梁晶既羡慕又讨厌，因为她怎么也学不来。

梁晶感觉自己一直生活在妈妈的控制下，一切都得听从她的安排，上什么学校、交什么朋友，甚至穿什么衣服、剪什么发型，都得听妈妈的。后来，她报了离家最远的大学，在离老家很远的城市定居，以为能摆脱妈妈的控制。

但是她错了。直到现在，不管妈妈有没有和她生活在一起，妈妈仍是无处不在。妈妈会远程遥控她的生活，如果梁晶不听，妈妈就会通过一切关系打听她的信息，劝说她听从。

就算妈妈什么也不说，梁晶的脑海里，也时常会冒出妈妈的声音。

有一次，她下班回家太累了不想做饭，就在路边买了一些烧烤。她很清楚地记得，她一边吃，一边听到妈妈在脑子里跟她说："干吗吃烧烤？又脏又不营养！回家下个面条吃也好呀！"这让原本香辣可口的烧烤一下子变得寡然无味。深深的痛苦与恐惧，在她心里蔓延开来。她没有想到，原来妈妈已经以这种方式，在她的生活中无孔不入。

梁晶今年已经35岁了，妈妈还是跟过去一样，要她言听计从，对她百般指责挑剔。只要妈妈跟爸爸有矛盾，不管是白天还是半夜，妈妈都会把梁晶揪起来，对她抱怨。梁晶很羡慕别的母女，亲密得像朋友，一起逛街、聊天，做很多好玩儿的事。而她，从懂事起，就要做妈妈的倾听者和出气筒，甚至做妈妈婚姻的拯救者。

她只想做妈妈的女儿，被照顾、爱护的女儿，而不是被控制、被迫长大的女儿。

梁晶对爸爸似乎有更多的宽容，不知道是不是女儿天生都会心疼爸爸、与爸爸更亲的原因。爸爸很少带她和妹妹玩儿过，他跟她们说得最多的话就是："吃得苦中苦，方为人上人。"要考好大学、找好工作，要出人头地。每一次考试，梁晶考得好，爸爸就很高兴；考得不好，爸爸就会很严厉地批评她。她至今也忘不了，一次考试她只考了70多分，爸爸把卷子撕碎，还暴打了她一顿的情景。

她并不记恨爸爸，而是暗暗努力，要向他证明自己。直到现在，她只要取得一点小成绩，就会第一时间告诉爸爸，听到爸爸说"还不错"，她就比得到什么都高兴。

但是，她很想为自己而活，而不是为爸爸的那句"还不错"而活。

这就是梁晶的原生家庭：控制欲强的母亲，缺席的父亲，充满争吵的家庭氛围，严厉的教养方式，隐忍的家庭价值观……她原以为离开了家，就摆脱了家对她的影响。没想到的是，她一直活在原生家庭的阴影中。

第二章

寻求改变之路，
走出误区

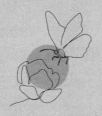

业余时间要看书、学英语、早睡早起、跑步……明明对生活现状不满意，想做出改变，却像是一只跑轮上的仓鼠，永远也跑不出那个怪圈。

到底是什么阻碍了我们改变呢？

梁晶与导师的相识源于一次偶然。梁晶的同事喊她去听一个讲座，主题是"如何与孩子进行有效沟通"，她想着最近与可可的关系真是很让自己头疼，想都没想就答应了。

　　最近几年，家庭教育培训行业兴起，线上课程、线下讲座、工作坊等如雨后春笋般冒出来。几年前，梁晶跟大部分妈妈一样，为突然在家就能听到顶级专家与名人讲课而兴奋不已。而如今，却因为各种资源泛滥成灾、专家水平参差不齐，而对大部分课程与讲师都失去了兴趣与信任。

　　那次去听讲座，她也没有抱特别大的希望，只是想着，如果那位老师哪怕有一句话，让她觉得有用，也就值了。不是苦恼到极点，又怎会把一场讲座当成救命稻草一般呢？

　　她印象中的大部分讲师，都是高高在上地讲一些道理、指出一些错误、列举一些方法就结束了。听完后，她都会觉得悔不当初，觉得自己真是一个糟糕的妈妈。回家后，她迫不及待地去试用新方法，却很难坚持下去，反而感觉更糟糕。

　　这次导师打动她的是这样一段话：

今天我跟大家的分享，并不是要否定你们过去的方法，而是为你们提供更多的选择。如果你愿意，你可以尝试去用它；如果你不愿意，也可以不用。我相信，我们每一个人，一定是在以当下觉得最好的方式在对待自己的孩子，我们绝对不会故意去伤害孩子……

这些话，犹如一双温柔的手，突然捂住了梁晶千疮百孔的心，让她在那一瞬间突然有了一丝完整的感觉。

从来都没有人跟她说过，"如果你不愿意，你可以不去做"；也从来没有人跟她说过，"你已经是在用最好的方式了"。

在她的世界里，听得最多的话就是："你一定要这样！你不能那样！你应该做什么！你必须去做什么！"

几乎没有人，抱抱她，告诉她："你已经做得很好了！"

讲座结束后，她克服内心的恐慌，走到导师面前要了联系方式。她去参加了导师后续的一些课程，跟导师进行了长期的咨询与学习。

梁晶的面前摆着一副牌，一张写着事业，一张写着孩子，一张写着爱人，一张写着父母，一张写着自己……

每一张，对她来说都是一个重大的人生课题。

过去的35年，就像放电影一样，在她脑海里闪过。她突然发现，每一个问题，其实都不是一个独立存在的问题，它们之间有着千丝万缕的联系。它们是一张庞大的网，轻轻拉动其中一处，其他地方也会跟着摇晃。它们不是说几句话、做几件事就可以解决的，也不是看了书、上了课或是做了咨询就能消失的。

这张网缠绕在梁晶身上，她越挣扎，反而捆得越紧。

她无法完全抽身而出，这些问题从她出生起，就伴随着她，与她同生。

梁晶要做的是：去发现它们、接纳它们，与它们和谐共处。这可能是她要用尽一生去完成的功课，没有人可以替她完成。

她要做的，就是踏上自我成长与救赎之旅。

"梁晶，你愿意开始吗？"导师问。

"是的，我愿意。"

— 07 —
改变，就是要发生巨大的变化（误区一）

现在告诉自己："我已经迈出了第一步，庆祝一下吧！"比起惋惜、痛恨、后悔，我们更需要的是，庆祝生命。

当梁晶做出"要改变"的决定时，她感觉自己的精气神都提升了。她买了一个很精美的笔记本，翻开第一页写下：

梁晶 / 全新的旅程 / 2019.2.22

从今天起，我要做一个全新的自己，

不对孩子发脾气，每天至少花半小时陪伴他们；

跟老公好好沟通，不吵架，有二人世界的时间；

修复跟妈妈的关系，在她抱怨与强势的时候，多忍忍；

在工作上多用心，把事情做好；

养成运动与看书的习惯，早睡早起，照顾好自己。

　　她写完后，一种似曾相识的无力感涌上心头。这样的清单，她几乎每年都写一次，可最后都是不了了之。她决定让导师推荐一份涵盖家庭教育、女性成长、亲密关系等方面的书单。她心想："不管怎样，先看书总是好的！"在生孩子之前她就一直有看书的习惯，她希望能把这个好习惯重新拾起来，而且书中确实有很多智慧，可以帮助她更好地实现改变。

　　然而，导师并没有给她书单，而是说："看书本身是好的，但如果你赋予'看书'太高的期待，你很有可能坚持不下去，反而成为你的一个负担。尤其是当你拿到我开的一份长长的书单，把书买回家后，如果你不看的话，想到这些书都是我精挑细选、用心推荐的，反而心理压力会更大。"

梁晶心想：确实是这样的，家里的书已经多得几年都看不完，很多书都是听人推荐买回来的，可是连塑封都没拆开过，每次一想到这儿她就感觉特别糟糕。

她问导师："那我现在可以做什么呢？"

"不如找一本你现有的、觉得能读下去的书，每天花少量的时间读一读，找找看书的感觉吧！"导师说。

"小说也可以吗？"

"当然可以！"

梁晶没有想到，改变自己的第一步，可以是看小说。她一下子感觉轻松起来。

她整理了一下书柜，把没有看过的书挑出来，竟然有 40 本之多，其中有两本是去年特别流行的小说，没想到竟然也被她束之高阁了。说起来，真是有两三年都没有完整地看过一本书了。

她的心情又变得有些混乱："我这是浪费了多少生命呀！"她把当下的心情发给导师，导师回复："过去的已经过去了，未来还没有到来，当下才是最重要的。你有没有看到，你已经开始了？"

"我开始了吗？"梁晶问。

"是的，你已经开始了，你整理了书柜，还挑出了两本书。你是不是以前有过很多次整理书柜的念头？"导师说。

"是的、是的，每次经过书柜，我都想去整理，但每次都觉得工程浩大，或是觉得这不重要。今天不知道为什么，说干就干了。"

"那么，现在告诉自己：'我已经迈出了第一步，庆祝一下吧！'"

梁晶很是疑惑："我只是整理了一下书柜，就可以庆祝吗？"

导师点点头："是的，比起惋惜、痛恨、后悔，我们更需要的是，庆祝生命。"

"庆祝生命"，梁晶第一次听到这个词。她第一次知道，庆祝可以用于这么平常不过的小事。在她的印象里，值得庆祝的都是金榜题名、重大节日、工作升迁、乔迁新居……这些才值得庆祝呀！

"既然老师这么说，那就小小地庆祝一下吧！"她愉快地把一颗巧克力塞进嘴里，一点也没有担心长胖的烦恼。

然后她就地坐下来，拿过其中一本小说。

书的封面上，印着几行特别醒目的大字：×××特别推荐，连续登顶畅销榜首40周，创3天销量50000册奇迹！

"这么一本超级畅销书，我买回来后竟然连看都没看一眼，我一天到晚到底在忙些什么？"一些懊悔与沮丧的情绪从她心头闪过，看书的兴致一下子就没有了。

但她还是逼自己打开了书。好在书的开头就特别精彩，一个引人入胜的故事正在展开，吸引着她的阅读欲望。但很奇怪的是，她静不下心来，每隔5分钟就拿起手机，翻一圈，然后放下，再继续看书。

如此重复了很多次后，她对那只拿手机的手特别痛恨。最后，她拿起手机，走进卧室，把手机狠狠地扔到床上，回来继续看书。

可没过多久，她又站起来，回到卧室，趴在床上，很自然地拿起了手机。那一刻，她感觉到有一种久违的舒服感，这才是她最习惯的状态。

也几乎是与此同时，她又开始了自我攻击，觉得自己真是太差劲了，永远也改变不了。于是，她索性放下了书。

在后面一次咨询中，她把这些感受告诉了导师。导师说："改变总是让人不舒服的。"

从没事就刷手机到突然开始看书，这是一个让人不舒服的过程。就像是一个人十指交叉相握，一般会习惯性地把某一只手的大拇指放在上面的位置，不管重复多少次都是如此。如果刻意地换过来，把另一只手的大拇指放到上面，就会很别扭，甚至还会出错。

导师接着说："不要担心，多去练习，把它变成一个行动计划，任何事情都是熟能生巧的。"

导师让她做"交换十指交叉"的练习，把不习惯的那只大拇指放在上面，每天练习十几次。果然没过多久，那种不舒服与别扭的感觉就越来越少了。

从习惯看手机到拿起书本也是如此！不把它当成一个不得不完成的任务，而是一个练习就好了。练习意味着可以不熟练，可以犯错，可以懈怠，可以一次只做一点点。

想到这，梁晶笑了，对自己说："今天已经看了 10 页书，对于一个刚练习的人来说，已经很不错了！"

这就是"庆祝生命"！她在笔记本上，郑重地写下这四个字。这是一个温柔而简单的开始。

每天学点心理学

"哀悼、庆祝与学习"循环

对于逝去的光阴，后悔没有好好利用；对于拥有的东西，后悔没有好好珍惜；对于离开的人，后悔没有温柔相待。当我们为曾经"没做"或"做得不够好"的事情而感到痛苦时，通常会陷入"责怪"与"惩罚"的模式之中。当陷入这种模式时，我们往往只看到自己做得不好的部分，而看不到已经做了或做得好的部分，从而很容易进行自我攻击与批判。这对个人的成长与解决问题本身没有任何帮助。

事实上，我们可以选择一个新的学习循环，从检讨"没做或做得不够好的事"，转为去探寻我们"做了什么"，并为此而庆祝。在一个被鼓励的好的状态下，想想下一步可以再做些什么，然后迈出一小步行动。我们把这个模式称为"哀悼、庆祝与学习"循环，这其中最重要的好处，就是我们可以从"责怪"与"惩罚"的模式，转移到"庆祝"与"学习"的模式。

— 08 —
"小旗"立很多，行动却很难持续（误区二）

> "专注，简单开始"，也就是把注意力放在"如何开始"上，而不是"如何完美"上。

自从梁晶在笔记本的第一页立下"小旗"后，那页轻轻的纸，就重重地压在了她心上。她小心翼翼、如履薄冰地履行着自己的诺言。

然而，不到一个星期，诺言就一个个被打破了。首先，她做不到早睡早起。晚上关了手机，关了灯，她却怎么也睡不着。于是她心想："既然睡不着，那就看会儿手机吧！"一不小心就到了12点以后。

其次，她没找到时间运动。本来想利用午休时间去公司楼下的瑜伽馆练瑜伽，结果有两天加班，有一天同事约吃饭，后来又恰巧来了大姨妈，只好作罢。

再就是"温柔"了两天后，她还是对孩子发了脾气。半小时陪伴时间是做到了，但是感觉自己心不在焉，身体陪着他们，心里却总是在想着其他待办的事情。乐乐都跟她说了好几次："妈妈，你看着我呀！"

她还跟老公吵了一次架，当时根本没法好好说话。跟妈妈就更别说了，还没说上三句话，梁晶就恨不得摔了电话。再忍，就要忍出内伤了……

做计划——打鸡血——执行几天——发现诸多困难——放弃；再做计划——打鸡血——执行——发现困难——再放弃……如此循环往复，自己就像一只关在笼子里的小仓鼠，在跑轮上不停地跑，却总是跑不出去。

往往这个时候，梁晶就会陷入导师说的一种低自尊状态：不喜欢自己的样子、不满意自己的表现、不接纳自己的现状，很多负面的情绪涌上来。她越来越提不起劲做任何事情，慢慢地这些症状也反应在身体上，她常常感觉自己的身体处于紧绷的状态，还特别容易疲惫。

"当我们觉得身体生病的时候，我们会去吃药、去找医生；而当我们心理生病的时候，我们却往往不在意，硬扛着。"导师接着说："这个时候，我们一定要第一时间寻求帮助。可以跟身边比较有同理心的人聊一聊，把这些烦恼与情绪都说出来；必要的话，需要寻求专业人士的帮助。你随时可以找我。"

梁晶把写了愿望的那页纸拍给导师，说："我全部没做到！我该怎么办？"

导师问她："你觉得你写的是计划，还是愿望呢？"

"当然是计划，但也是我的愿望。"

"愿望与计划是不同的。愿望，很有可能只是停留在你心里的一个想法。而计划，是你真的决定要去做的事情。你需要提前把这些愿望，变成切实可行的计划。"导师说。

梁晶不太明白，问："什么才是切实可行的计划？"

导师说："切实可行的计划，是符合现实情况，能够去实现与完成的事情。你可以把它们细化到不用经过任何思考，就可以去做的一个指示。"

梁晶还是很困惑，从她小学做的第一张计划表起，就是这样写的啊。她的计划表上就是不要做什么、要做什么。但确实，从来都是新鲜三天时间，之后就没了。

梁晶问："是不是这样的呢？养成看书的习惯这个愿望，我就可以细化成：一年要看 6 本书，那么两个月看 1 本书；1 本书如果 300 页，那么一天看 5 页。"

导师回答："是的，但也不完全是，因为还有更多可以细化的部分。比如一年看 6 本书，那么 6 本书的书名分别是什么？你通过什么方式买回来？买回来后，你打算每天读 5 页，那么大概在什么时间什么地方来读它们？直到你最后的一句话是：× 月 × 日到 × 月 × 日，每天 × 点到 × 点，我打算在某某地方看某某书的第 × 页到第 × 页。这才真的是一个具体的切实可行的计划。"

梁晶恍然大悟，"是不是'我要养成运动习惯'这个愿望，也要细化到准备好运动装备，确定好运动的时间、运动的方式、运动的地点，才是真正的计划？"

导师说："是的，只有这样，你才会更容易开始。"

梁晶心想："原来是这样，难怪这么多年，我从来没有把计划完成过。但是，要做这样的计划，实在是太麻烦了，一想到要计划那么多事，我就望而却步了。"

是的，因为"改变总是不舒服的"。

导师接着说："有一个方法，你可以'专注，简单开始'，也就是把注意力放在'如何开始'上，而不是'如何完美'上。比如，你不要做一个一年的读书计划，而是就从现在已经在看的那本书，或是喜欢的书开始，做一本书的阅读计划。再比如，你做运动计划，也不需要先去准备好多专业的装备、去健身房、再约个专业的教练。你可以就从现在有的运动鞋、最不抗拒的散步开始，这样会不会轻松一些？"

梁晶若有所思地点点头，感觉自己多年来都拎不清的事情，被导师这么轻轻一梳理，就变得清晰了。

梁晶在"庆祝生命"的下面写下"改变总是不舒服的""专注，简单开始"。然后另起一页，开始写新的计划。

有了导师的指点，梁晶的思路清晰了很多，她把每一条计划，都用醒目的笔写在一页纸的首端，然后再加以细化。关于运动、看书、陪孩子，她都能想到一些更具体的步骤。而且导师说过，不一定一次就做得很完整，以后还可以根据实际情况慢慢调整。

但是，她卡在了"跟老公好好沟通"上。目前，她觉得与老公之间最大的问题是：两个人一遇到问题，就是大喊大叫、互相指责。她喜欢把话藏在心里，藏得久了，再说出来就是更大的抱怨与指责。而老公喜欢解释、评判、讲道理、一根筋，总是跟她不在一个频道上。

　　梁晶把她遇到的这个问题和导师分享。这时导师问她："什么是'好好沟通'？"

　　她回答："就是有话好好说。"

　　"什么是好好说？"

　　"就是不吵架，不憋着，不指责，不翻旧账。"

　　"如果把这四个'不'，换成具体而清晰的正面语言呢？"导师一步步引导梁晶。

　　梁晶仔细想了想，说："有矛盾的时候，能够先冷静下来。两个人坐在一起，既能说出自己的感受与想法，又能站在对方的角度去理解对方。然后两个人一起商量，专注于解决问题。当然，平常也要多交流，能够对对方保持好奇，能够及时地更新对对方的了解。"

　　这是她内心真实的感受。她看过一些关于沟通的书，里面有很多案例，其中那种消除暴力的沟通，真的可以触及灵魂深处，让爱自然而然地流淌，令她特别向往。导师也赞许她总结得很全面，这就是积极正面沟通的方式。

导师说："很多人都特别喜欢说'好好××'，但是却可能连自己都没想过'好好'的具体意思是什么。我们跟孩子说，'要好好走路、好好吃饭、好好睡觉、好好写作业……'苦口婆心，但孩子对家长的话置若罔闻，继续我行我素。其实，有时并不是孩子不听话，而是他们不知道可以做什么。

"做计划，首先是自己要知道，'我要的是什么'，其次把这些具体的需求告诉对方，这样双方的目标才是一致的。"

梁晶想起，她常跟许瑞说的一句话就是："你能不能好好说话呀？！"他除了听到指责的意思，没有听到其他信息。所以，他的回答往往是："我哪里没好好说话了？！"

梁晶再说："你那是好好说话吗？"

许瑞又回："怎么就不算了？你自己好好说了吗？"

吵架吵出了绕口令的水平，而且有越吵越激烈的趋势。

梁晶把她对沟通的理解写在笔记本上，然后心里想着：该怎么跟许瑞说起呢？她慢慢列出了计划：

第一步：选择一个合适的时间（周五晚上大家都比较放松，那么就在睡前 10:30 左右吧！）。

第二步：说出我希望的沟通方式，也就是换成正面语言后的那段话，让他知道。

第三步：在生活中去练习，从我自己开始。

虽然不是完美的计划，写完她自己心里也挺没底的，但是她决定去尝试一下，不要等到完美了才开始，开始了，才有机会走向完美。

细小步骤（Baby Steps）

孩子刚学走路的时候，会一小步一小步地走，虽然很慢，却稳步地向前走。随着年龄的增长，孩子还是用一贯的方式，慢慢地去体验、尝试和探索。而这时的家长已经不再愿意弯下腰来，耐心地陪伴与帮助孩子了。家长希望孩子能大踏步往前走，短期内能看到效果。家长们过高的期待、过严的要求，让孩子很难体验到成功的喜悦与自己的能力发展。慢慢地，孩子会干脆放弃尝试，连一小步都不愿意迈出了。

成年人对待自己改变的态度，往往也是如此，认为改变就是要大刀阔斧地解决问题，与现状来一个天翻地覆的变化。这其实是违背人类自然发展规律的。成年人培养一个习惯、学习一项技能，应该像小孩子学走路一样，一小步一小步地走，才会更稳健，才能持续地向前走。

这就叫"细小步骤"，把任务细化，去完成它，并体验完成后带来的喜悦与价值感，从而更有动力迈出下一步。同时要知道的是，把书拿出来、把跑鞋穿上，虽然只是一个小小的动作，但是已经向前迈出一步了。

— 09 —

脑子想改变，实际内心并没意愿（误区三）

> 改变不会在一夜之间发生，实现从沮丧到鼓励的改变，需要 4 个步骤：意愿、觉察、接纳和行动。

　　许瑞最近工作比较忙，连续一个月的"连环差"，经常出差回到家没两天，又得去下一个地方。这一次，他只能在家待一个晚上。可是那天晚上，在梁晶与孩子多次挽留与劝说的情况下，他还是去了一个朋友的饭局，很晚才回家。这并不是非去不可的饭局，许瑞的解释是上次他组了饭局，朋友来作陪了，这次他不去不好。

　　梁晶自己也做了多年的业务，对于应酬的事不是不懂。而让她生气的是，许瑞做事情从不懂得拒绝、没有轻重之分，工作搭进去很多时间，陪家人的时间自然就减少了。明明只有一个晚上在家里，孩子们也很久没跟爸爸一起吃饭了，可是他还是不管不顾地走了。

　　许瑞回到家里，发现梁晶没有理他。他过来道歉，她转身离开。

　　许瑞跟着她，不停解释："我也不想去啊，你以为我不想待在家里啊！可是，上次……"

　　一听到这个解释，梁晶就特别生气，她在心里念叨着许瑞的不好：“如果你重视与家人在一起的时间，就不会在只有一天在家的时间还出去。你把自己看得特别重要，把别人的事看得特别重要，老婆孩子永远排在最后……”

但是，梁晶并没有说出这些话。她把一切憋在心里，更加生气地对他吼：“走开，别来烦我！”

许瑞愣了一下，叹了口气，也转身离开了。

冷静下来后，梁晶发现，计划对她没有一点用。她的情绪一来，很快又回到了老样子。

她对导师说：“对我来说，改变起来特别困难，我该怎么办？”

导师没有直接回答她，而是问了她三个问题。

“这样憋在心里，是什么感受？”

“憋着不说，我会感到生气、委屈、难过，而且这些感受会越来越强烈。然后，愤怒、失望、悲伤……很多负面情绪都会涌上来。我常常一个人在背地里流眼泪。”

导师又问：“如果说出来了，会发生什么？”

梁晶想了想，说：“他会忽视我的感受，否定我说的话，我们可能会发生激烈的争吵，问题也并不会得到解决。我之前也尝试过说出来，发现我说再多也没有用。而且，我说出来，就像是在向他祈求爱，求他不要离开，求他要对我好，我不需要！他真想要出去，我一个人在家也很好。”

导师最后问：“那现在问问你自己，你真的愿意改变吗？”

"不愿意！"这三个字几乎是脱口而出，这让她很是诧异！梁晶心想："为什么会这样呢？我明明是很想改变我们之间的沟通方式啊！"

导师没有直接回答她的问题，而是继续问她："憋在心里与说出来，哪个更让你感到舒服与安全？"

梁晶想了想回答："老师，我明白你的意思了，憋着不说是我最习惯与感觉安全的方式。如果说出来，我会觉得别扭和不舒服，我会想到不好的结果。所以，我内心其实是不愿意改变的。"

"这样的话，你是希望他做出改变吗？"导师问。

"是的。虽然我自己一直在学习，也发现了很多问题出在我自己身上，也知道改变要先从自己开始，但是我发现，其实我一直都希望先做出改变的人是他。"

"这些都是一些很好的觉察。如果没有坚持学习，你是看不到这些的。所以，还记得吗？我们要——庆祝生命。"

是的，她自己也发现了。与之前相比，她确实有了更多的觉察。

导师接着说："改变不会在一夜之间发生。实现从沮丧到鼓励的改变，需要 4 个步骤：意愿、觉察、接纳和行动。即使是不断有人告诉你'你需要改变'，或是像你这样自己特别想要改变，也只有在你心里真正有意愿的时候，改变才会真正开始。佛只渡有缘人。

"你嘴里说，我要说出来、要积极倾听、要体会对方的感受，然而，你的心里并不愿意。你想待在自己最舒适的地方，不愿意出来。你更希望对方能够做好，这样你就不需要做出'不舒服'的改变，也就没有任何痛苦了。"

梁晶心想："是的，我就是这样想的。而且我一直都觉得，他为我做出改变，才代表他爱我。他不愿意改变自己，是因为他不爱我。"

导师接着说："这是很多人的'关系公式'，这也是阻碍改变的最大障碍——自己不改变，而希望别人做出改变。所以，你只是'看上去'有意愿。事实上，这并不是一种意愿，只是停留在想法与口头上的欲望而已。你的内心其实是抗拒的。"

导师的话让梁晶陷入了矛盾中。一方面，她真的在努力寻求改变；另一方面，她的内心又是抗拒的。这要怎么办才好呢？

导师像是看出了她的心思，说："不着急，我们的旅程才刚刚开始。而且，你已经有了这么多的觉察，你的改变已经开始了。我们现在要做的是，先了解影响我们改变的障碍。"

导师在纸上写下了影响改变的五大障碍：

1. 寻求别人改变的方法；

2. 期望值太高，寻找快速改变之道；

3. 继续做以前就不管用的事，认为坚持足够久就会见效；

4. 将自身与别人比较；

5. 为那些压根不存在的问题而担忧。

梁晶发现，这些都是她之前在寻求改变的过程中，常常陷入的泥潭。它们会令她分心、拖住她前进的步伐，也是让她像个小仓鼠一样，在跑轮上不停奔跑，却怎么也跑不出来的原因。

她把五大障碍变了一下，总结了促进改变的 5 个方法：

1. 先从自己改变开始；

2. 降低期待，一次进步一点点；

3. 如果无效，就换一种新的方式尝试；

4. 放弃与他人的比较，专注于自身的改变；

5. 放下担忧，把当下当成最好的时光。

仅仅是在心里读一遍，她就觉得心里舒畅了很多。她也发现，以前是盲目前行，走了很多弯路，付出了很多没用的努力。能了解这些真好，她感觉自己有方向了！

每天学点心理学

欲望不等于意愿

并不是所有的欲望都能转换为行动，只有强大到足以转化为行动的欲望，才能称之为意愿。两者的差别相当于："今晚我想去游泳"和"今晚我要去游泳"。所以，意愿不是停留在想法和口头上的"我想做什么"，而是自觉自愿地做出决定和选择——"我要去做"，并迈出行动的一小步。

— 10 —
重复错误无效的方式，幻想奇迹出现（误区四）

成年人经常会说："我跟你说过多少次了？你怎么就不听呢？"看上去他们是在生对方的气，但其实也是在生自己的气：我又失败了！

第二天下午，梁晶带乐乐在小区里玩滑梯。她不止一次地对乐乐说："不要从下往上爬！走旁边的楼梯！"但乐乐跟没听到一样，滑下来，又直接向上爬去。不过，乐乐爬了几次发现怎么也爬不上去后，他突然停下来，没等妈妈提醒，自己就走到了楼梯前。

那一刻，梁晶突然想起了影响改变的五大障碍里的第 3 条：继续做以前就不管用的事，认为坚持足够久就会见效。

她明明知道说了很多次乐乐也不听，但她还是不断重复，就是觉得再多说几次，也许就管用了。但乐乐不一样，他发现顺着滑梯往上爬的方法不对，就换另一种方法了。

她把这个发现告诉导师，导师说："是的！这就是成年人和孩子之间的一个区别。孩子们是科学的，他们会尝试一种方法，如果觉得不管用，他们就会去尝试别的方法。成年人则不一样，他们在尝试了一种方法之后，就算不管用，也会一次又一次地重复同样的方法，幻想得到一个不同的结果。所以，成年人经常会说："我跟你说过多少次了？你怎么就不听呢？"看上去他们是在生对方的气，但其实也是在生自己的气：我又失败了！"

"是啊！"梁晶心想："我是心存幻想的，我寄希望于他人，还寄希望于我多重复几次，就会起效。对待乐乐爬滑梯如此，对待可可写作业如此，对待与许瑞的沟通问题也是如此。"

导师说："你问问自己：'在夫妻沟通上，我还想重复自己的老模式多久呢？我愿意换成新模式试试吗？'如果在某个关系中，你感觉痛苦，一定是方式出了问题，那么就换一种方式。"

这一刻，她的心里不知从哪里升起一股力量，她坚定地对自己说："是的，我要换一种新的方式。"

周五晚上，等两个孩子睡了，她收拾好了厨房，许瑞还在书房工作。

她走过去，说："我们可以聊聊吗？"

许瑞露出害怕的眼神，夸张地说："你没事吧？别吓我哦！"

她回答："没事，没事，我们好久没聊天了。"

许瑞仍是略显紧张，说了句："那就好，那就好！"

他们在沙发上坐下，梁晶拿出她的笔记本，神秘地说："这是我今年的计划本，我打算今年要做一个全新的自己。"

许瑞大笑："又来了呀！今年的这个计划本寿命会有一个

月吗？"

梁晶说："你别笑，我知道了以前为什么总是失败的原因。而且今年我还在跟一位导师学习。"

许瑞立马就说："你学就好了，你进步就是我们全家进步！"

听到许瑞这句话，梁晶心里掠过一丝不快。许瑞常常这么说，"你学习，我不反对已经很好了，不要想拉着我一起。"而梁晶觉得："我在拼命爬山，你不肯爬我也不强迫。但眼前有个缆车，你好歹也坐着上来呀！"

但这次梁晶没有像以前那样生气，她调整了一下自己的情绪，继续跟许瑞说想改善两人沟通的事，并把笔记本上关于"好好沟通"的理解念给他听。

许瑞说："这个嘛，道理都懂，就是做不到呀！"

"是的，要改变用了几十年的方式，确实很难，但我们一起努力！"梁晶把影响改变的五大障碍，与自己调整过的促进改变的5个方法给许瑞看，问他有什么感受。

许瑞看完后，说："这个有点意思，尤其是第3条，我深有感受！你还记得那个小肖吗？就是去年刚来公司的那个小伙子。我起码跟他说了一百次了，根据客户大小轻重来分配自己的时间。可是，他把时间平均分配在每个人身上，这怎么能抓住重要客户呢？看到这句话，我终于明白了，我就是在重复没有用的老方法，幻想有一天能起作用。嗯，我再来看看，你把它变成了：尝试一种新方式。这个我得想想。"

梁晶没有想到，许瑞竟然跟自己一样，也是这一条引发了这么多思考。她兴奋地把陪乐乐玩滑梯的事情说给许瑞听，许瑞也恍然大悟地说："是哦，孩子确实比我们要科学多了。他们似乎不害怕改变，而我们是怕改变的。"

梁晶把导师那句话告诉他："因为改变总是让人不舒服的。"她还带许瑞玩了两手交叉的游戏。

许瑞再次表示："有点意思。多练习，就熟练了。这不就是我们常说的'一万小时定律'吗？"

梁晶回答他："导师说，'一万小时定律'其实并不成立，成功与练习时间并不完全成正比。比如，一个看大门的大爷，看门这件事他已经反复做了超过几万个小时，但是他有没有成为保安里的高手呢？一个在课堂上混日子的老师，即使他讲课不怎么投入，但是他也一直在讲课，那他有没有成为一个特别杰出的老师呢？没有。因为除了时间，还需要方法。"

许瑞想了想，说："哦，我想起来了！我们上次团队开会，讲到一个词，叫'刻意练习'，就是这个意思。没想到你学习的范围还挺广的啊！"

梁晶虽然嘴上只是平静地回答："是啊！"但心里其实挺兴奋的，他们之间很久没有像今天这样，把一个话题聊得这么深入了，有一种心与心相连的感觉。

后来，他们又聊了很多孩子的事，越聊越兴奋，那晚他们很晚才睡。

最后，他们虽然没有就如何沟通达成具体的约定，但这次聊天，让他们又找回了很久不曾有的感觉。晚上不再是"你看你的电脑，我看我的手机"了，能够不指责、不评价、不否定对方，进行平等的深入沟通，梁晶感觉特别好！

她也明白了，对于改变，真的不能一步到位。一次进步一点点，庆祝生命，静下来花点时间，先让自己做一个学习者吧！

每天学点心理学

刻意练习

著名心理学家艾利克森[①]在"专业特长科学"领域潜心几十年，研究了各行各业中的专家级人物：国际象棋大师、小提琴家、运动明星、记忆高手、拼字冠军、杰出医生等。他发现，不论在什么行业或领域，提高技能与能力的最有效方法，全都遵循一系列普遍原则，即"刻意练习"。

因此，对于希望提升的人来说，刻意练习是黄金标准，是迄今为止发现的最强大的学习方法。"刻意练习"推翻且超越了"一万小时定律"，艾利克森提出：刻意并不等于刻苦，也并非简单的时间积累，而是有目标、

[①] 安德斯·艾利克森（Anders Ericsson），"刻意练习"法则创者，美国佛罗里达州立大学心理学教授，康拉迪杰出学者。曾出版专著《刻意练习：如何从新手到大师》《从平凡到卓越：前景与局限》《通向卓越之路》《剑桥专业特长与杰出表现指南》等。

有方法的练习。

　　"刻意练习"遵循 3F 原则。第一是专注（Focus），这点至关重要，如果你在走神或很放松，就很难进步。第二是反馈（Feedback），区分杰出和优秀的一个标准是人们对于错误的敏感度。在每次练习中要识别是否出了错误，是否得到有益的反馈，要清楚自己哪里欠缺、哪里胜任，这些对于继续练习至关重要。第三是修正（Fix it），发现错误之后，要想出各种办法解决它，设计专门的环节来攻克特定的弱点，让每次练习实现效率最大化。

第三章

打开觉察，
拥抱你的内在小孩

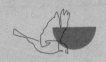

在每个人心中，都住着一个内在小孩。他年幼且受伤，他就是我们童年时候的自己。

对于一个小孩来说，哭闹、躲起来、大吼大叫，就是他当下认为最能保护自己的方式。

他会用这些方式保护自己，一直到成年。

— 11 —
掌控人生方向盘的，竟然是一个小孩

成年的我们开车出去兜风，而掌握方向盘的可能只是一个孩子。我们大多数人都在以这种方式过着成年人的生活。

梁晶跟着导师学习后，她的生活并没有发生多大变化，她还是跟以往一样，上班、带孩子、做家务。她还是会犹豫这份工作要不要继续，还是对婆婆带乐乐的方式心有不满却又不知如何说，还是跟可可继续相爱相杀，与许瑞的关系也并没有多大的改善。她不断提醒自己：改变是一个过程，不会因为开始学习了，生活就会发生翻天覆地的变化。她也不忘庆祝生命，为自己的每一个进步喝彩。

但是，对于自己突然的失控，她无法忍受，无法开解，也无计可施。

辅导可可写作业的时候，她在进孩子房间前，都会深呼吸两次，提醒自己不要发脾气。可可作业错一大片，她没生气；拖拖拉拉，一页纸写了半个小时，她也没生气。但是，当梁晶给她讲错题的时候，她一脸不在乎，东张西望，根本不在状态，梁晶突然就爆发了，对着她大吼："你能不能认真一点？你能不能尊重一下我？"

可可像是没事人一样，转过头，说："我在听呀！"这个样子让梁晶更生气了，她感觉自己像一头气炸的狮子，提高音量、拍桌子、大声呵斥、指责、威胁……用尽一切力量发泄，可对面那个人却无动于衷，好像这一切与她无关。

梁晶因此又变得无比沮丧，她感觉自己在无理取闹，而其他人冷眼旁观地看她一个人表演。她的大脑一片空白，突然，她一把抓起作业本摔在地上，恶狠狠地说："爱写不写，你被老师骂死我也不管了！"然后重重地摔门而去。

当门被重重地关上的那一刻，她感觉自己的心碎了一地。今天，又毁于一旦了。

还有一次让梁晶刻骨铭心的失控，是与许瑞有关。几年前，市里新的高铁站刚刚建好，她去接许瑞。高铁站的结构非常复杂，不仅通往停车场的入口特别多，而且停车场分很多层，每一层还分东南西北区。她去过几次还是分不清方向。

他们俩约好了见面的地方，但是，互相找了半个多小时，还是没找到对方。他们开始在电话里大吼，相互指责对方。梁晶觉得很委屈，她是担心许瑞下车后要排队等出租车等很久，才在百忙中抽出时间去接他，没想到还被这样吼。

最后，当他们终于互相找到对方时，她看到许瑞那一脸不满的样子，她的大脑又变得一片空白。不到 0.01 秒的时间，她做了一个决定，一脚油门，扬长而去，留下许瑞气急败坏地站在停车场。

然而，那不到一秒的"爽"，带给她的却是很长时间的"痛"。关上门、扬长而去的那一刻，抑制不住的愤怒与泪水汹涌而来，她感觉胸口像压了一个大石块，堵得慌。她的心怦怦地跳个不停，几欲喷出。她想要大声喊叫，想要把这一切毁灭；但最终所有的情绪又化为沮丧、挫败与悲伤。她躲进房间里，什么也不做，什么也做不了。她感觉万念俱灰，真想就这样躺着，什么都不管了！可是，她满脑子都是各种声音：

"你怎么能这样！都快 40 岁了，还大吼大叫发这么大的火，弄得一家人不得安宁！"

"是你把这一切搞砸了，把自己的一天搞砸了，也把女儿、老公的一天搞砸了。"

"你这个暴脾气可能这辈子都改不好了！"

"这过的什么日子啊！工作没做好，孩子没带好，夫妻关系也没经营好，太失败了！"

…………

事后，家里每个人都不说话，那种冰冷的气氛，又一次将她束缚住，她越是用力挣扎，越是无法挣脱，感觉自己就像是一个小孩子，无助、无力、不知所措。

梁晶想起 12 岁那一年，她连续一个星期不出去玩儿，为爸爸准备一个生日礼物的事情。这个礼物是用她存钱罐里所有的硬币粘起来的一匹马，而马是爸爸的属相。可是，当她把这个礼物送给爸爸，期待着爸爸的赞美和感谢的时候，爸爸只说了一句话："都快要考初中了，不要把时间花在这些没用的事情上。"

一瞬间，她备受打击，愤怒充满了她的胸膛，她感觉胸口堵得慌，想要爆发，却不敢在爸爸面前表现出来。她默默地回到自己的房间，看着桌上还摆着为爸爸做礼物时剩下的材料，她一把把它们扫到地上，发誓再也不给爸爸送礼物了。

虽然梁晶成年后早已忘了当年的誓言，也很少想起那一天发生的事情，但愤怒、委屈、失望、悲伤等交织在一起的情绪，似乎一直藏在她内心一个阴冷潮湿的角落里，不断地积蓄发酵，像是一只困在地下室的恶犬，饥不择食，怒火冲天。大多数时候，她都小心地看管这只情绪恶犬，不让它跑出来。但总有一些时候，她根本抓不住套在它脖颈上的绳子，情绪恶犬一冲而出，瞬间就脱离了她的控制，梁晶只能听天由命，看着这一切发生，自己却无能为力。

30 多岁的她，回到了当年 12 岁的样子。当年，她用尽苦心准备的礼物，不仅没有得到认真对待，她还被斥责；如今，她花那么多时间、耐着性子给孩子讲题，却被无视；她为了让许瑞早点到家，在那么忙的情况下去接他，可不仅没有被感激，还被大声呵斥怎么不把位置说清楚！

她当年的那些挫败、失望、失落、愤怒等感受，都在一瞬间爆发出来。不一样的是，当年她作为一个孩子，只能用孩子觉得最安全的方式：忍住，回到房间，以用力毁掉制作材料、在心里默默发誓的方式来发泄情绪、惩罚对方。

而现在，她用在女儿面前重重摔门、大声呵斥批评，跟丈夫在电话里争吵、一脚油门绝尘而去等方式发泄情绪。看上去她已经是成年人了，但在行为上，她还表现得像一个孩子：你让我生气了，我要惩罚你！

作为一个成年人，应该是可以冷静、理智地说出自己的感受与需求，然后与对方一起寻求解决问题的方法的。很多时候，她也确实能做到。

但是，她的心里就像装着一个易怒又受伤的孩子，当类似的感觉被激发时，那个孩子随时都会跳出来，操控她的行为。

导师跟她说："这个就是我们的内在小孩。当我们年幼时，因为心灵经常不能得到满足与安慰，使得我们的内在形成了一个被隐藏的敏感脆弱空间，如同一个没有长大的孩子。"

在每个人的心中，都住着一个内在小孩。他年幼且受伤，他就是我们童年时候的自己。几乎每个人的童年都经历过困难、挫折、误解、惩罚甚至创伤，然而，一种自我保护的本能，会让我们尝试着去忘记从前的痛苦。就像是看见一个装着可怕物体的盒子，我们会把它丢开，不去打开它一样。我们也会下意识地，把那些感受与记忆深深地藏在潜意识里。一直到成年以后，可能很多人都不敢去面对自己的内在小孩。

但是，忽视与逃避，并不代表他不存在。他一直在那里，以他"主宰"的方式，替我们做决定，操控着未来人生的方向，请求自己及他人的关爱。

当我们还是孩子时，就会在心里做一系列的决定，并将这些决定储存起来。这些早期决定构成了一个人的"核心信念"和"私人逻辑"。也就是说，塑造我们性格的，并不是当下生活中发生的事情，而是过去我们还是孩子时，就做出的有意识或无意识的决定。

这就是为什么我们常常那么痛恨父母过去对待自己的方式，却又会重复他们老路的原因之一。因为，我们只是在当下的那件事情上做功课，认为只要改变自己的行为方式就可以了，却没有意识到，操控我们行为的，是来自于很多年前，当我们还是一个小孩时，所做的一系列决定。

同时，对于一个小孩来说，他的知识、经验、能力都不足以让他拥有和发现更多的选择，因此"哭闹""不说话""躲起来""大吼大叫"等这些方式，就是他当下以为最能保护自己的方式。他会一直用这个方式，哪怕成年的那个他已经意识到这样不对了，但是心里的那个孩子却会在适当的时候跳出来，替他做决定。

就像是成年人开车出去兜风，掌握方向盘的可能只是一个孩子。而大多数人并没有察觉，都在以这种方式过着各自的生活。

12 岁的梁晶把在爸爸生日那天发生的事情，以及当时的痛苦感觉都储藏在心里，当后来有类似的感觉出现时，那段记忆就会被激发，虽然她自己意识不到。

那时的她做出了对于"我花了心思却不被看见，反而被指责"这类事情的决定，那就是"离开，回到房间，把东西都扫到地上，发誓以后再也不对他好了"。

这些感受与决定一直储藏在梁晶的记忆深处。如今，过去 20 多年了，她自己成了妻子、妈妈，拥有了更多的学识、经验与应对事情的能力，但是，当她花了心思却得不到认真对待，比如百忙中抽出时间去接老公却反而被指责的时候，她又一下子回到了那个 12 岁的自己。

她对女儿恶狠狠地说"爱写不写，你被老师骂死我也不管了！"并且重重地摔门而去；她在明明已经看到许瑞的情况下，仍一脚油门，扬长而去，其实跟她 12 岁的时候采取的方式并无两样。

梁晶从来就没有意识到，原来内在小孩有着那么大的影响，简直存在于她身体和意识的每一个细胞里。她根本不需要为了寻找这个内在小孩，而特意去想起过去的记忆，似乎只要在当下，深入地观察一下自己，就能感受到那个内在小孩的痛苦，就在当下，就在她的体内。

导师说："你首先要做的，就是看到她。看到她，是了解自己的开始。"

过时的地图

心理医生斯科特·派克在《少有人走的路》中提到，大部分人都有一个通病，会把产生和适用于童年时期的那些感知世界、对世界做出反应的方式，照搬到成年后的环境中，尽管这些方式已经不再适用了。就像是带着小时候画的地图，来到了二三十年后已经发生变化的世界里，并仍用它来为自己指路。很显然，这张过时的、残缺的地图，已经与现实世界脱节了。

但是，对于很多人来说，要突然放弃原来的地图是一种冒险。旧地图已经不再生效，但是头脑中的观念仍然根深蒂固，这是很多问题产生的根源。成长、改变，就是认清现实并忠于事实，及时修改自己的地图，逐渐成长。

— 12 —
深深的不配得感，阻碍了你前行的步伐

他不是回到"人生原点"，而是走到了一个他所认为的"正方向"，试图对他所认为的自己存在的缺点做出弥补，即过度补偿。

梁晶从来不觉得她了解自己。同时，她很确定，她不够爱自己。

小时候，她梦想成为另一个人。这个人，是成绩非常好永远被爸爸妈妈挂在嘴边的邻家姐姐；是初中时虽然不爱读书，但家境好，长得很好看，穿得很时尚，身边总围着一群男生的女同学；是电视里站在聚光灯下熠熠发光的歌唱明星；甚至，是受到所有人照顾的妹妹。

总之，她不想成为她自己，那个长相一般、成绩一般、家境一般的女孩。

她觉得自己的投胎技术跟自己的投球技术一样差。她的童年、青少年时期几乎是在"自生自灭"中长大，父母没有教过她人生的道理，在她犯错、迷茫、困难的时候，父母也没有给予过帮助，更多的，反而是对她的奚落与指责。爸爸只关心她的成绩，妈妈把更多的爱给了妹妹，梁晶的优点从来没被人看见过。

后来，她考了一个一般的大学，找了一份一般的工作，甚至在找男朋友的时候，她也不敢找比自己条件好的，觉得自己配不上。后来她找了各方面条件也都一般的许瑞。

她从来都没有觉得自己足够好过，没有满意过自己的表现，哪怕她也得到过奖项、得到过肯定。她不觉得自己有任何特别之处，常常开玩笑说自己普通得就如南极洲上的一只企鹅，这个世界缺了她不会有任何变化。

日子在她的生命里缓缓流逝，她有过被爱情滋润的甜蜜，有过工作晋升的成就，有过为人母的喜悦，但她觉得，总有一种不开心伴随着她，不肯离开。

她明白，这种状态叫作"不接纳"。她也知道，很多书上都在宣扬"要接纳不完美的自己"。她曾经给自己找过很多的理由与借口：

"我从一个小地方来，在这个省会城市安家立业，已经很了不起了。"

"刚和许瑞在一起时，他确实很普通，但他现在的工作呈上升状态，前景一片良好，我的眼光不错。"

"我从一个普通大学毕业，做到公司中层，得到领导的赏识，也很难得。"

"虽然我身材相貌一般，但身体一直都很好。"

…………

然而，最终她的结论还是"我不够好"，然后又陷入抑郁的感受中。她为了摆脱这种不好的感受，做过很多的努力，想更好地去证明自己，但不管收获再多，她还是会深深地焦虑，尤其是当看到身边的人，一个比一个厉害，一个比一个过得好的时候，更是如此。

她觉得自己不快乐、不自信、不敞开、不真实，疲惫不堪。

带着这样的疲惫与痛苦，她去找导师。她说："我多么想做一个真实的人。"

导师一边给她画了一张图，一边问："你觉得怎样才是一个真实的人？"

"敢笑也敢哭，敢接受也敢拒绝。能百分百地相信与敞开，想做什么都敢去做，不想做什么就不做。喜欢自己，接纳自己，满意自己的每一个样子。"

"那你觉得人的一生中，什么时候最接近这个真实的样子？"

梁晶想了想，说："小时候吧！"

"确切地说，是一个人刚出生的时候。你想一想，一个小婴儿是不是敢笑也敢哭？他会不会想，妈妈是不是在忙，不忙我再哭？是不是每个人抱他，他都是信任与接纳的？他会不会去想，这个人长得不好看、这个人太懒了我不要他抱？他是不是也是喜欢与接纳自己？他会不会去想自己是一个不好看，或眼睛有点小，或家里条件不太好的婴儿？"

导师的话听得她直笑。她想起了自己两个孩子刚出生时候的样子，确实，小婴儿真的是这个世界上最真实与美好的。

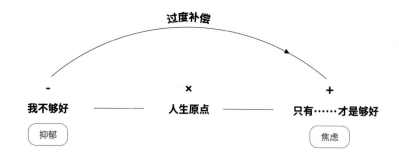

导师在纸上画了一个 ×，一边说："这是人生原点。当一个人刚出生的时候，就处于这里，他本身的降临就很有价值，本来的样子就已经足够好。"

导师又在 × 的左端画了一个"－"，说："但一个人没法永远停留在人生原点上。他会长大，会遇到一些让他感觉不好的事情，并由此做出一些错误决定，认定自己不够好。他来到了他的人生负方向，这是一种令人非常不舒服的处境，我们把它称之为'人生减号'。"

当一个人处于"人生减号"时，往往会产生一种情绪，叫作"抑郁"。他会觉得自己怎么都不够好，处于一个低自尊的状态。

这是一个没人愿意停留的地方。出于人类的本性，这个人会走向相反的方向，努力摆脱这种不够好的感觉。

导师在 × 与"－"上空画了一条弧线，接着说："但是，他不是回到人生原点，而是走到了一个他所认为的'正方向'，试图对他所认为的自己存在的缺点做出弥补。"

导师在 × 右侧，弧线的另一端，画了一个"＋"，继续说："这是他的'人生加号'，是他为了证明自己而认为需要到达的地方。当一个人认为，如果自己身材足够好、成绩优秀、工作出色、有人关心、年薪达到 100 万……就'足够好'，才能避免处于负方向上时，往往又会成为一个新的问题。因为他会变得焦虑，怎么努力都觉得不够好。这个追逐'＋'的过程，我们把它称为'过度补偿'。"

导师引导梁晶去寻找自己的"−"与"+"。一段记忆几乎是不假思索地就冒了出来：从小到大，爸爸妈妈的嘴边一直都挂着"你看看别人，学习多用功，成绩多好。你看看你，怎么脑子就是这么不开窍呢"这样的话，邻居姐姐可以说是她整个童年的阴影。那是她不折不扣的"人生减号"，她直到现在都认为自己是笨的、脑子不开窍的。

有一天，她无意中听到大人们聊天，那是邻居姐姐以全校第一名的成绩考上了本市最好的初中，大人们围着邻居姐姐的妈妈说着羡慕、祝福，也有点酸溜溜的话。那位开心得合不拢嘴的邻居阿姨，当然要谦虚一下："哪里啊，娃就成绩好点，在家里可一点活都不会干呢！上次我加班，叫她自己热饭，她说不会开火，硬生生饿了一顿。"

说者无心，听者有意。梁晶突然就知道了自己努力的方向，"我在学习上永远都没法超过那位姐姐，但是，我可以比她能干"。她从小就帮妈妈做家务、照顾妹妹，除了爸爸妈妈从不表扬她，其实也有很多邻居阿姨们羡慕她妈妈有个这样的女儿。

梁晶还记得，妹妹上小学后，她每个课间都放弃和同学玩儿的机会，跑到妹妹教室去陪妹妹一会儿。她还带妹妹去澡堂洗澡，蹲在地上学妈妈的样子给妹妹擦洗身子，旁边的阿姨都说这个小孩真是太能干了。

听到这些，她很开心，觉得自己很有价值。这就是她的"人生加号"，是她通过努力，让自己变得"足够好"而做的过度补偿。

因为不管她做什么，她总是觉得不够，还要做得更多。

她发现，当年的自己对于这些潜在的想法"毫不知情"，现在回过头来看，却是那么地明显。

导师问她："如果只是回到人生原点，只做你自己，并且接受自己真实的样子，而不必证明任何事情，你会做什么？"

梁晶想了想，说："不想做家务的时候，我就不做；不想带妹妹的时候，我就不带。其实，很多时候我都想出去玩儿，而不是帮妈妈做家务。我也不想下课的时候去陪妹妹，只是因为妈妈说了要我时常去看看她。我都不知道，为什么我会每个课间都去，妈妈并没有这么要求我。原来，我是在过度补偿。"

是的，如果回到人生原点，相信自己本来的样子就足够好了，我们就不会用过度补偿来证明自己。对于一个孩子来说，只需要做一个孩子本来的样子就好了。

成年后，我们同样会常常停留在"人生减号"与"人生加号"的位置，有时会觉得自己特别不好，陷入抑郁的情绪；有时又觉得自己不管做多少也不够，变得特别焦虑。这是当今社会最普遍的两种情绪状态。无论处于哪一端，都距离真实的自己很遥远。而最让人疲惫不堪的就是，在这正与负之间一次次地反复。

导师的话，每一句都像是直击到了梁晶的心里，这就是她的真实写照啊！总觉得自己不够好，努力去做，又觉得怎么做也不够。比如，她有时想起自己毕业后就远离家乡，逢年过节或是遇到父母身体不适时，都不能尽到一个当女儿的责任，很轻易就陷入自我否定与抑郁的情绪中。

所以，她为了做出补偿，就算是在特别忙的情况下，还是会强迫自己听母亲在电话里喋喋不休。但是这样并没有让她感觉更好，她总觉得自己还是做得不够，而且，当她有时不耐烦挂了母亲的电话时，就又开始了自我否定。

要回到人生原点，要承认自己已经足够好，这太难了！

导师说："已经足够好，也就是说本身的存在就很有价值，这你承认吗？"

梁晶不太同意："我哪有什么价值啊？我这么普通，这个世界少了我一人，一点影响也没有。"

导师问她："那对你的家人呢？"

梁晶想了想，说："他们只是暂时需要我吧。没有我，也行。"

导师接着问："如果有一天，你不在了，你觉得他们会怎么样？"

这句话突然让梁晶陷入了悲伤。如果自己不在了，可可和乐乐怎么办？许瑞该有多伤心？而自己的父母，虽然自己与他们之间有矛盾与隔阂，但他们应该是最伤心的。

导师说："更不要说，我们拥有这个生命，来到这个世界，能够去感受这一切，是不是本身就很有价值？"

梁晶从来没有从这么"浅显"的层面去思考"价值"这个问题。她问导师："只是存在就很有价值？那么，如果我什么都不做，我不去上班也不带孩子，那还有价值吗？"

导师没有回答梁晶的问题，而是说："这是我们以后会讲的人生意义的问题，今天就先到这里吧。你现在的功课是，只需要在生活中去觉察：我是否陷入了'人生减号'或'人生加号'；我是否为了证明自己而在过度补偿；如果回到人生原点，我可以怎么做？"

梁晶觉得这一部分的功课已经足以让她消化好一阵子了，她打开笔记本，记下了这些内容。

每天学点心理学

过度补偿

过度补偿是指个体不仅要弥补某一方面的不足，实现正常的补偿，还要努力使自己补偿的结果超越普通人，形成一种优势。《心理咨询大百科全书》将过度补偿定义为，一个人在身体方面或心理方面的欠缺，引起过度的补偿行为或"矫枉过正"。

过度补偿心理本身并无是非对错之分，重点在于对过度补偿心理进行正确的引导和教育，正确利用过度补偿心理，从而实现从"缺陷"到"优越"的转变。

正确利用过度补偿心理的方法：建立个体对自己、对他人的正确认识，也就是正视自己的价值与优势，正视自己的不足与缺陷，并以积极主动的心态去解决问题。

— 13 —
拥抱你的内在小孩，重新养育他长大

> 改变是一个漫长的过程，现在你要做的，是重新养育你的内在小孩成长。你要去到他身边，去拥抱，去聆听，去跟他说说话。

带着觉察去生活，梁晶发现了很多原来不曾留意到的东西。原来，常常觉得自己不好的状态，是停留在了人生的负方向，这时会产生一种比较强烈的抑郁感受；而试图摆脱不好的状态，努力去做得更好，也并不就是好的，因为很容易产生焦虑情绪，并做出过度补偿。这些发现让她倍感轻松，她内心的担心与恐惧少了很多。

如果把世界比作一座城堡，那么觉察就是灯。当一个人没有觉察时，他的世界是黑暗的、未知的，而未知最容易使人产生恐惧。人在恐惧的状态下，通常会下意识地做出一些认为能保护自己的行为：反击、逃避、僵住不动，即应激模式下的 3F（Fight, Flight, Freeze）。

他或许会挥舞着武器不让人靠近，或许躲在一个屋子里不敢乱走，或许在这个城堡里乱窜想要逃出去，或许固执地认为，出口可能在某处，错了也不回头。

当他有了觉察，能够看清楚周围是什么样子的时候，就拥有了很多选择：他可以待在屋里，可以打开窗呼吸一下新鲜空气，也可以推开门走出去。

就是这么轻松与简单！

然而，很多人意识不到，虽然住在明亮的房子里、行走在阳光下，我们的思想与意识，可能仍处于一片漆黑之中。

我们的情绪常常会卡在某处，有某一个点，它特别能够引爆你。引爆之后，你就会陷入自责、后悔、发誓模式，一次又一次地重复。

这个时候，我们很有可能就是在一间没有灯的屋子里，不知道：

我的情绪容易卡在哪里？为什么？

是否触及了童年的一些记忆？

当下有什么感受？

我对自己、对方以及这件事有什么想法？

我会做出什么行为？

我是否在过度补偿？

有什么可以帮助我？

…………

看不到这些，就如困在黑暗城堡中，只会下意识地采取行动，头脑里觉得"我应该怎么做"，但却由内在小孩控制，做出一个小孩子所认为的最好方式：大吼大叫、哭闹、逃避、躲起来、不知所措……

梁晶发现，晚上带孩子睡觉时，是自己情绪特别容易失控的时候。从可可到乐乐，她对待两个孩子都是如此。一开始，她耐着性子给孩子读绘本、讲故事，哄他们睡觉，也很享受这段时光。但当孩子不停讲话、坐起来、要喝水、上厕所时，她的情绪就突然失控了。

她对孩子大吼："让你睡觉怎么这么难呀？我从下班回家到现在，一刻也没停地陪你。我也需要休息啊！我也有我的生活呀！"她走出去，关上门，心中的怒火不断燃烧。有时，还会忍不住冲到房间里，再把孩子训一顿。

她不知道为什么，虽然平常也发脾气，但晚上这股怒火总是莫名其妙而来，一点就着。而且，她还会觉得特别沮丧，觉得自己好没用，连哄孩子睡觉都哄不好。

导师引导梁晶想起一段童年记忆。

她想起小时候，爸爸妈妈会在她和妹妹睡着后，去邻居家玩儿。有时，妹妹会突然醒来，哭着找妈妈。那时没有手机，她又不确定爸爸妈妈在谁家，只能自己想办法哄妹妹睡觉。妹妹白天很听她的话，晚上却只要妈妈。她用尽了办法，都很难让妹妹睡着。

慢慢地，她自己的睡眠也变得不好了，睡觉前总担心爸爸妈妈晚上又出去，担心半夜妹妹会醒来，担心自己哄不好妹妹。

如今，她自己做了妈妈，当她发现自己没有能力把孩子哄睡时，那种害怕、无助与孤立无援的感觉又冒了出来。她又成了当年那个那么小，就要独自在没有大人在家的晚上，把妹妹哄睡的小女孩。

当梁晶把这段回忆说出来，她一下子找到了其中的关联。原来，"我在照顾孩子睡觉这件事情上是没有能力的"这个决定，是在她小时候哄妹妹睡觉时做出的。而这个决定，一直伴随着她长大，直到成年。

梁晶心想："现在的自己，已经不是当年那个孩子了！我现在有能力照顾好自己的孩子。就算他们睡不着，也不是我的错。况且，我没有把他们独自留在家里，我一直陪着他们，不让他们感觉害怕与孤独。"

当她能够看见自己情绪失控源自哪里，她的城堡里就像突然点亮了一盏灯。她明白自己身处哪里，周围有些什么，她可以做出更多选择了。比如当孩子不睡觉的时候，除了发脾气，她可以跟孩子说："现在你有些兴奋，而妈妈有些疲倦与烦躁，我需要离开5分钟，我相信你能自己睡一会儿。5分钟后，我再回来看你。"她神奇地发现，孩子竟然点点头答应了。5分钟后她再回去，发现孩子已经睡着了！

她记得曾经在一本书上看到过一个观点，妈妈的情绪是能传递给孩子的。当她焦虑烦躁的时候，孩子也会跟着焦虑烦躁，自然很难入睡；当她平静下来，孩子也会慢慢平静下来。

她也意识到，在孩子睡觉这个问题上，其实她一直在过度补偿。因为特别不想自己的童年经历在孩子身上重演，所以她特别努力地去照顾孩子睡觉，一本接一本地给他们读绘本，一个接一个地给他们讲故事，不敢在他们睡着前离开，怕他们半夜醒来哭。

　　当年那个小女孩，总是轻而易举地跳出来，替她做决定："他们那么小，他们需要你。你不要离开，你要陪着他们……"她变得无比脆弱。

　　"你现在虽然已经有觉察了，"导师说，"但是，改变是一个漫长的过程。现在你要做的，是重新养育你的内在小孩成长，你要去到她身边，去拥抱她，去聆听她，去跟她说说话。不是跟她讲道理，叫她不要害怕，而是用心地去想想：当年的那个孩子，她的内心里，真正愿意听到的是什么。"

　　梁晶闭上眼睛，像穿过一条时空隧道，来到当年的自己身边。她看着小时候的自己，心里有说不出的心疼。那个还不到 10 岁的孩子，需要在爸爸妈妈不在家的夜里，独自把大哭的妹妹哄睡。

　　梁晶走到小时候的自己身边，把她抱在怀里，跟她说："是的，你现在很害怕、很孤独、很绝望，也很无能为力。你还是个孩子，当你晚上醒来的时候，还需要爸爸妈妈在身边，而不是需要独自一人哄妹妹入睡。这对你来说，太难了！但这不是你的错，你只是个孩子，你只是姐姐，哄妹妹睡觉是爸爸妈妈的责任，不是你的。你不能把妹妹哄睡着，这是正常的，并不代表你没有能力。等你长大了，你自然而然地就能学会很多事情，包括哄孩子睡觉。我是成年的你，我确实比现在的你要厉害很多很多了。你这么长时间一直坚持抱着妹妹，想尽各种办法哄她，你没有放弃，这种坚韧的品质，你从小就有，至今也保持着，我一直受益于它。"

她感到那个孩子在她怀里变得柔软、放松，一股力量从心底滋长出来。

当梁晶回到成年人的状态，她感到内心拥有了力量。晚上睡觉的时候，她敢拒绝孩子的要求了，也不再害怕让孩子自己在房间睡觉。她的内心变得平静而温柔。

她有一种豁然开朗的感觉，困扰她多年的孩子睡觉的问题，现在对她来说已经不再是问题。孩子还是那个孩子，还是会不断要求她再多读一本绘本、多讲一个故事，关灯后，还是翻来覆去睡不着。但是，她的心态变了：从那个无助的小女孩，变成了一个有能力应对孩子睡觉的妈妈。

她感谢自己的这一次成长！

她感觉自己城堡里的灯，在一盏一盏地亮起来。

这是一种多么自由的感觉！

自我成长

在一段童年记忆里，一个孩子面对痛苦、挫折或是不公平待遇时，如果没有人看见、安慰与陪伴，这些痛苦的感受与当时形成的信念，就会被带到成年后。当有类似感受的时候，内在小孩就会跳出来，掌控着现在的自己。

自我成长，就是重新养育内在小孩长大的过程。作为成年后的自己，穿越时空隧道，来到当年那个孩子的身边，你可以这么鼓励他：

第一步：看见。去看见那个孩子在那段经历中，他的感受、有这个感受的原因，以及当时的需求和愿望。

第二步：陪伴。真正的鼓励，不是打鸡血，而是陪伴与支持。告诉他："现在我来了，我会陪你经历这一切。"

第三步：发现。重要的不是发生了什么，而是如何解读所发生的事情。一段痛苦的童年记忆中，大多数孩子所能记住的，往往是被动消极的一面。事实上，为了生存与发展，他一定做出了，当下作为一个孩子，所能做出的努力。所以一定要找到其优势与天赋所在，发现这个优势，对事情进行重新解读。

第四章

在后退中前行，
我如何成为今天的自己？

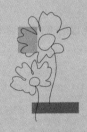

如果你要寻找一样东西，你需要从"来处"去寻找。你从哪里来？你的家庭氛围、父母之间的关系，以及家庭价值观是怎样的？

更重要的是，基于这些童年记忆，当时的你做出了怎样的创造性解释？

经过一段时间的学习，梁晶发现，如果对自己的了解越少，就越容易被自己所认定的东西牵着走，走向一个自己根本不想去的地方。

她想要更多地了解自己。

她想知道，当她想做出改变的时候，为什么内心充满了抗拒与无力？

她想知道，当她遭遇失败、挫折或不公平对待时，为什么会自暴自弃，甚至想把这一切都毁灭？

她想知道，为什么内心深处总有一种不配得感，以及深深的孤独？

为什么自己觉得付出了那么多，身边的人却感受不到？

……………

除了这些，她还想知道，为什么自己会有现在的性格特点、价值观、与人相处的模式、养育孩子的方式、对各种事物的看法……她是如何成为今天的自己的？

她几乎不了解自己。前面的 30 多年，她似乎都困在一个黑暗的屋子里。当灯一盏一盏亮起来时，她能够感受到那份轻松与力量，她想要看到更多更多。

— 14 —
回答你的童年成长问卷，开启探秘自己的旅程

在出生之前，每个人的人生舞台就已经搭好了，且每个人都有一个属于自己的剧本。在这个舞台上，每个人根据自己对剧本的理解，扮演着自己的角色。

导师说："如果你要寻找一样东西，需要从'来处'去寻找。"

你从哪里来？你从小生活在哪里？那里有怎样的风土人情？你出生在一个什么样的家庭？你的父母是怎样的人？他们的性格特征是什么？他们有着怎样的价值观？他们的相处模式与养育方式是什么样的？……

梁晶发现，关于父母的这些信息，也是她想要了解自己的那些部分。从小到大，她常常听到大人们说"这孩子随爸"或"这孩子随妈"，但她从未去细想过，父母对自己到底有着怎样的影响。

她问："知道这些，就能了解自己吗？"

导师说："这些只占一小部分。"

导师的回答让她很惊讶与疑惑，她说："但这些信息几乎是全部了呀？"

导师神秘地说："我先不告诉你答案，我相信你能找到。"

带着这份期待，梁晶开启了这一段探秘自己的旅程。

（1）出生环境

回忆起童年，首先跳入脑海的，是厂矿后面的一片废弃空地，那是我和小伙伴们每天都去玩耍的地方。那是一个北方小城市的厂矿，我的父母跟大多数小伙伴的父母一样，是那个厂矿的双职工。

厂矿坐落在市郊，大部分职工都是从东北来的。跟当地人不一样，厂矿里的每一个人都说普通话。我们有自己的子弟学校、职工医院，自成一体，基本不与"外面的人"打交道。

所有厂矿职工的工作、学习、生活都在那个 5 分钟距离的生活圈里，邻里之间几乎没有秘密。邻里关系好的时候特别好，哪家做了好吃的，都会互相送来送去。哪家有点事，总会有人热心帮忙。但背地里也暗暗较劲、斤斤计较，这一点，是我在餐桌上听父母聊天或争吵时才知道的……

幼小的梁晶，白天感受着邻里之间的互相关心与热情；但在晚上的餐桌上，父母常常谈论的却是谁家与谁家的矛盾、谁谁谁的不好，以及工资、奖金、升职等这样的事。

她很困惑。她觉得她骨子里信任、简单、热心、开朗的性格，是那片童年成长环境带给她的。但是，她的脑子里，又在不断地告诉她不能这样。

记得几年前，她们一家刚搬到这个房子的时候，她很想像小时候一样，去敲开邻居家的门，送一些自己做的点心，认识一下。但很快，她又打消了这个念头。

她走出厂矿，是在读高中的时候。像邻居姐姐一样成绩好的孩子，一般在中考的时候就会考到市里最好的中学，那里集中了全市最优秀的学生，为他们以后的学习之路，开启一个更高的起点。而像梁晶这种成绩一般的，如果能够努力考到市里的高中，也算不错。留在子弟学校继续读高中的，已经寥寥无几了。

厂矿来的孩子，一般每个班里都有几个，他们有些与众不同，一是他们说普通话，二是他们各方面的习惯大致上比当地孩子要稍好一些。所以厂矿孩子的内心里多少有一些优越感，也有一些孤独感。他们感觉很难融入到同学们的圈子里去。

工作以后的梁晶也觉得如此。她无法与人很融洽地相处，不知道这样的成长环境到底带给了她一些怎样的影响。但她确定，它们着实影响了她。

（2）家庭氛围与父母关系

在出生之前，每个人的人生舞台就已经搭好了，且每个人都有一个属于自己的剧本。在这个舞台上，每个人根据自己对剧本的理解，扮演着自己的角色。梁晶不知道，她的父母是从什么时候开始争吵的，他们曾经相爱过吗？似乎从梁晶懂事起，她就很少见到父母和睦相处过。家里要么是一种奇怪的冷冰冰的氛围，要么争吵不断。

妈妈总是在抱怨，某某升职了，某某家换到了厂里一套面积更大的房子，甚至是某某家发的节日福利，肉要肥一些，饼干多了半斤……

爸爸在妈妈眼里就是窝囊废，升职没他的份，分房没他的份，老婆在外面受欺负了也不管。妈妈总说，爸爸一下班就知道去唱歌、钓鱼、看杂书，不思进取，没有能力……抱怨到最后，她还会加上一句："我怎么这么命苦，谁都靠不住，只能靠自己，养个女儿也是靠不住的。"我在一旁，不知怎么火星子就溅到了身上。

在梁晶成年后很长一段时间里，她只要见到有人吵架，甚至只是大声说话，就会莫名其妙地紧张，更不要说跟人有正面冲突。

从小，她就在心里暗暗发誓，以后一定不要当妈妈这样的"怨妇"，也不要找爸爸这样的"失败者"当老公，夫妻感情一定要好，不要这么吵架。她总是希望快点长大，离开这个家。

当时的她，没有意识到的是，她正在形成一些关于夫妻关系的核心信念。这些信念，在她成年之后，会令她陷入困境——她发现，只要她跟许瑞之间出现争吵，她的内心就会产生深深的恐惧。因为她从小就认定，夫妻之间是不能吵架的，吵架就意味着自己的婚姻跟父母的婚姻一样失败。

事实真的是这样吗？

（3）父母的性格特征

妈妈是一个非常勤劳、能干的人，这一点无可厚非。她是家里的老大，一辈子都在为她的弟弟妹妹操心。我很痛恨妈妈，她一方面在家不停抱怨爸爸不顾家，一方面又大包大揽那些本不该她管的事情。

爸爸喜欢玩，有很多爱好，脑子灵活，很有创意，这些跟其他人的爸爸不一样。但我觉得他是个很矛盾的人，他自己崇尚自由，但对我的学习又特别严格，希望我将来能出人头地。他很自我，以自己的感受为主，不管是年轻的时候还是现在，他都把自己照顾得好好的，不像很多其他父母，为子女牺牲一辈子。但不知为何，他就这样几十年如一日，忍受着妈妈的抱怨。

梁晶喜欢爸爸骨子里的自由与浪漫，讨厌妈妈的爱抱怨与爱操心。但是，她发现不管是她喜欢的特点，还是讨厌的性格，都能在成年的自己身上找到。

她有妈妈的勤劳能干，也有她的爱操心与爱抱怨，只是她把怨恨隐藏在心里，没像妈妈那样表达出来。她也有爸爸的灵活与创意，也有他的自我、忍耐与矛盾。

梁晶从来没有想过，她的性格特征，很大一部分是从父母身上继承而来的。不管她愿意还是不愿意，这些特征似乎在她的成长过程中，一点点融入了她的身体。

（4）家庭价值观

在我从小的生活中，充满着很多很多的"应该"。爸爸告诉我，要努力学习，以后找个稳定的工作；健康很重要，无论如何要照顾好自己的身体。妈妈告诉我，做人要善良，要以家为重，女孩子不要靠别人，要靠自己。

这些对于爸爸妈妈很重要的事情，其实就是梁晶的家庭价值观。她一直都觉得，小时候的她是真的尊崇这些家庭价值观的，她把它们刻在心里，时刻提醒着自己。但到了青春期以及后来很长一段时间，她对其中的一些价值观嗤之以鼻，觉得老套、传统，那是父母的想法，跟自己没有一毛钱关系。她总会想各种办法背离它们。

爸爸曾要求她回老家找一个稳定的工作，她压根儿就不考虑。她觉得自己是一个独立的个体，拥有自己做决定的权利，不需要再受家庭价值观的约束。

然而，梁晶突然发现，其实这些价值观早已经进入她的血液里。

梁晶没有听爸爸的话回老家工作，但是她在找工作的时候，确实是挑更有保障的国有大型企业，因为这样足够稳定；她一直有辞职的想法，但是她害怕辞职以后，就会失去这种稳定。

梁晶拼命追求工作与生活的平衡。无论多忙多累，她都要先把孩子照顾好，自己再休息；无论多有趣或多重要的聚会，她都是能不参加就不参加；出差的时候，无论工作结束得有多晚，她都要赶最早的一班车回家，为的是第二天一早，她能叫孩子们起床，给他们做早餐。

梁晶常常跟自己说：照顾好自己才能更好地照顾孩子。

但是，妈妈的话又回响在她耳边：要以家为重。

这些价值观似乎就是长在她身体上的一部分，不需要经过任何思考，自然而然地就冒出来，掌控着她的人生。

（5）父母的养育风格

跟厂里大多数小伙伴一样，我是被打大的。被打是家常便饭，但关起门在家被打，和当着一堆人的面被打，这有本质的不同。

有一次，让我至今记恨在心。

前一天，我的腿上还留着被竹扫帚打的痕迹。第二天，我跟几个小伙伴还有各自的妈妈一起在院子里聊天，有一个阿姨对妈妈说："你家梁晶还是不错的，又帮你做家务，又带妹妹。"妈妈不知道是不习惯被表扬，还是为了让我不骄傲，她撸起我的裤腿，说："好什么好，昨天还被打呢！"

顿时，我感觉到被深深地羞辱了。妈妈只撸起了我的半个裤腿，但我感觉浑身的衣服都被扒光了。后来，我有好多天都没有跟妈妈说话，这种被羞辱的感觉一直伴随着我 20 多年。

这就是梁晶妈妈的养育风格：严厉、专制、毫不讲理，也毫无情面。而她的爸爸大多数时候不管她，也不动手打她，不过严厉起来的时候，也跟妈妈一样。

梁晶不能不听话，不能顶嘴，不能有特权，更不能犯错。

梁晶觉得和父母一起生活的 10 多年，都是在忍受，忍受，再忍受。她每一天都在期待着，有一天头也不回地离开那个家，拥有自己的权利、自由与人生。然后，再也不回去。

梁晶用了好几天的时间，才回答完这些问题。情绪跌宕起伏，思绪一次次飘远，又一次次被拉回。

她很少去想过去的事情，尤其是自己结婚有了孩子以后。甚至，她觉得自己跟过去已经没有任何关系了，她早已经不是那个坐井观天，在那一方天地长大的厂矿女孩了，她现在的生活跟过去已经完全不一样，住在邻里之间几乎碰不到面的楼房，开车去离家半小时车程的公司上班，工作圈与生活圈完全分开。她去过大城市读书，又安家在这座繁华的省会城市。她见过世面，长了很多见识。

过去的那些，她以为自己早就与它们挥手告别了。这次，当她把这些问题一个一个地梳理，感觉自己又回到了童年的那个小城、那片厂区、那个家，见到了童年的小伙伴，见到了当年的爸爸妈妈，听到了那些吵架声、欢笑声、聊天声、各种嘈杂声……

心理治疗师、演说家克里斯多福·孟说："如果离开家的时候，你并不感到平静，那么你其实并没有离开。"

梁晶之前那么想离开的地方，现在突然好想回去。

她曾经那么痛恨、讨厌的东西，现在突然觉得其实也无足轻重。

过去的岁月终究是一去不返了，然而，它们会以另一种方式，存在于你的生命里，等待着你去重新打开。

童年记忆的重要价值

首先，童年记忆以最本源的状态和最原始的表达展现了一个人的生活方式。从这些早期记忆中，我们能得出许多判断：一个人在儿童时期是被溺爱的，还是被漠视的？他接受过多少与他人合作的训练？他遭遇了怎样的难题，又是如何应对的？

其次，童年记忆必定与一个人的主要兴趣密切相关。如果能知道这个人的主要兴趣，就能够了解他的人生目标和个人生活方式了。除此之外，还能从早期记忆中看出这个人与母亲、父亲和其他家庭成员之间的关系。

记忆是否清晰准确，相对而言并不那么重要。最重要的是，它体现出了个人判断："原来，当我还是小孩子的时候，我就是现在这样了。"或者："在小的时候，我已经以这样的方式看待世界了。"

以下是梁晶作答所用的《童年成长环境问卷》，各位亲爱的读者也可以想一想，开启一段探秘自己的旅程。

童年成长环境问卷

摘选自《做你自己的心理治疗师》

1. 父母的养育风格对你有哪些影响？

你的父母接纳你吗？

他们娇纵你吗？

他们为激励你而采用身体惩罚或情感虐待吗？

他们忽视你吗？

他们偏心吗？

你对他们养育你的方式做出了哪些决定？

2. 你童年时期的环境对你的影响是什么？

想一想你出生时以及年幼时的社区和环境，在那种环境中成长对于今天的你有什么影响？

你基于自己的成长环境做出了哪些创造性解释（决定）？

3. 你的家庭氛围对你的影响是什么？

你如何描述自己成长的家庭氛围？在那种氛围中长大对于今天的你有哪些影响？

你对生活、他人、自己做出的哪些决定至今依然伴随着你？

4. 你的家庭价值观带来了哪些影响？

你有哪些家庭价值观？

你的家庭对疾病、金钱、成就、工作、男性和女性的角色，或上面提到的任何事情的价值观是什么？

5. 父母的个性对你有哪些影响？

你的父母是什么样的人？写出三个形容词，描述在你成长过程中他们各自是什么样的人。

6. 父母之间的关系对你有哪些影响？

你的父母是相互合作还是相互竞争？

是否有一方处于主导地位而另一方是顺从地位？

你的父母相互尊重，通过讨论和协商做出决定并表达他们的感受吗？

他们相互之间是温暖、爱和友善的，还是冷淡、生气和疏远的？

与你父母之间的关系相比较，你对于自己如今的人际关系有什么发现？

7. 父母的养育风格对你有哪些影响？

你的父母是要求孩子听话顺从，还是尊重个体差异、鼓励创造性并欣赏不同的观点？

你的父母在做决定时是完全不问你或你的兄弟姐妹的意见，还是让你们参与或者让你们决定自己的事情？

你的父母是通过家庭会议解决问题并分享感受，还是认为孩子只是附属品，完全无视你的存在？

你的父母教你服从，并在你不服从时惩罚你吗？他们是通过惩罚、打骂、表扬、奖励或贿赂来激励你吗？

他们教你自己思考吗，哪怕那意味着你的观点与他们不一致？

他们让你为所欲为，尽力伺候你吗？

他们在一定界限内满足你的心愿，并要求你完成你那部分家务活吗？

你看到这些影响有哪些存在于你如今的人际关系中吗？

— 15 —
出生顺序与兄弟姐妹，对你有什么影响？

这一刻，她真正觉得，妹妹真的是爸爸妈妈送给自己最好的礼物。想到这个世界上，还有一个妹妹，她心里的某处就变得温暖无比。

梁晶一直觉得，妹妹要比自己幸福。妹妹长得比自己漂亮，成绩比自己好，她享受所有人的照顾，而且很少受到爸爸妈妈的批评。

梁晶忘了自己是什么时候开始嫉妒妹妹的，或许是在妈妈说"你看看你妹妹，她现在就能自己看书了！你那么大的时候，还大字不识几个呢"的时候；又或许是在妈妈带妹妹去市里参加竞赛，看起来一副骄傲与喜悦的样子的时候；又或许是妹妹可以肆无忌惮地躺在妈妈怀里撒娇，而她连靠近妈妈都要在心里犹豫很久的时候；又或许是前一秒妈妈还在对自己大吼大叫，转过身看着妹妹时却一脸疼爱与微笑的时候；又或许是当她要求妈妈陪她，妈妈总是说"妹妹还小，你是姐姐，你要照顾她，你要让着她"的时候……

她在心里想："凭什么呢？难道我不是你们的女儿吗？"她幻想过千百次，如果妈妈没有生妹妹就好了。但是，不知道为什么，她又是真心地把照顾妹妹当成自己的责任，也尽了自己最大的能力去照顾她、保护她，有好的东西都会留给她，直到现在也是。

梁晶似乎失去了妹妹出生之前的那段记忆，想不起来爸爸妈妈只对她一个人好的样子。只有一些零碎的片段，都是后来大人们告诉她的。

他们说妹妹刚出生的时候，只要有人夸妹妹漂亮，梁晶就会在一旁说："梁晶也漂亮"；只要有人抱妹妹，梁晶就会跑过去，不断找人说话，展示自己的东西。

他们说本来都已经会自己吃饭、自己上厕所、自己独立玩耍的梁晶，突然又开始尿裤子、黏妈妈、要喂饭。这让本来就已经忙得不可开交、身心俱疲的妈妈特别生气，经常对她大声呵斥，或是动手打她。

然而，过了很久情况也并没有变好，梁晶的很多行为，反而让妈妈更加生气与无奈。她又开始尿裤子的事情，更是持续了一年多，每次妈妈都是二话不说，就在她屁股上狠狠打几下。后来有邻居跟梁晶说起这件事时，说她的屁股都被打肿了。

大人们还说，梁晶有一次跟妈妈吵架，妈妈说："妹妹是我们送给你最好的礼物，以后你长大了，就有人陪你，你们可以相互照顾。"当时的她回了一句："什么鬼礼物，是灾难，是你们带给我的最大灾难。我希望妹妹死掉！"说完这句话，她自然是又招来了一顿暴打。

以前的梁晶听了大人们说的故事，只是笑笑，仿佛与自己无关。因为，她早就是所有人眼中那个称职的姐姐，小时候的她只是不懂事而已！

而现在的梁晶，再回忆起过去这些，却忍不住地心疼。当时的自己，为了重新获得妈妈的爱，坚持不懈地做了多少她认为正确的努力呀！六七岁的她，哪里知道她的行为只会让妈妈更加厌烦。疲倦而愤怒的妈妈，一次又一次地、粗暴地把她从身边赶开。而她在心里，一次又一次地证实"是的，妈妈只爱妹妹，不爱我"这一想法。

天下的妈妈，真有不爱自己孩子的吗？她想起自己。乐乐刚出生的时候，她也是这样一次又一次地把可可从身边赶走，那时的她只有心烦，没有心疼。但是，她怎么会不爱可可呢？她们母女俩曾经是多么的亲密无间、互相信任与依赖呀！

妈妈和自己也有过像她和可可、乐乐那样的时光吗？她多么希望自己能想起一些。

梁晶从回忆中走出来，轻轻地吁了一口气，感觉经历了一段很长、很辛苦的旅程。她给妹妹打电话。

平常她很少给妹妹打电话，倒是妹妹联系她要更多一些。妹妹看到什么好吃的、好看的、好玩的，都会随手在微信里发给她。她很少回，但妹妹照发不误。

妹妹现在生活在北京，在一所高校当老师，有一个刚上幼儿园的孩子。她在时间、金钱上都比较自由，加上现在高铁通了，离老家只有一个多小时的路程，她逢年过节都会回去。

妹妹还常常跟梁晶说："姐，我知道你忙不过来，爸妈那边你不用操心，有我呢！"

这一点，梁晶真的很感谢妹妹。当初她能安心地离开父母，就是因为有妹妹这个大后方。

妹妹接起她的电话，自然得就像她们昨天刚通过电话一样，这是梁晶特别羡慕的地方。妹妹从小就"自来熟"，无论跟谁在一起，都显得大方得体。不像自己，在人群中总是觉得很别扭，格格不入。

寒暄完后，梁晶跟妹妹说起自己最近在学习，回忆起了很多童年的往事，所以想跟她通个电话。

妹妹在电话里笑："就是嘛，姐妹俩就是要多打打电话！"

梁晶说："我记得你小时候挺快乐的！爸爸妈妈很少骂你，还有个姐姐照顾你。"

"那是呀，有个姐姐最幸福了！不过，姐，其实我小时候挺害怕的，你知不知道？"

"你害怕什么呀？妈妈打的又不是你！"

"未知是最让人恐惧的！我不知道，说不定妈妈什么时候就会转过身来打我。你只是在挨打，我却一直在担惊受怕！你是'打大的'，但我是'吓大的'！"

"你难道不知道妈妈是不会打你的吗？她从来没有打过你

呀！"梁晶很疑惑。

妹妹接着说："那是因为，只要你挨打，我就立马变得特别乖。好汉不吃眼前亏嘛！姐，你真的就是太倔了。你松一口气，给爸妈一个台阶下不就好了吗！可是你，新时代刘胡兰！"

梁晶想起来，那时只要妈妈不开心了，妹妹就会走到妈妈身边，给妈妈倒一杯水、递一块糖，娇声娇气地说："妈妈，你不要生气了！你喝杯水，心里的火就没了；吃一块糖，心里就甜甜的了。"妈妈还能生得起来气嘛！

梁晶问妹妹这个本领从哪儿学来的？

妹妹神秘地回答："天生的呀！这是我的生存本能！"

妹妹告诉她，自己小时候的生存本能还多着呢！妹妹说："你还记得吗？有一次，你吃饭的时候动来动去，打翻了碗，妈妈把你打了一顿。"

梁晶想了想："各种理由打的次数多了去了，这种小事我哪儿还记得呀！"

妹妹说："但是我记得清清楚楚，因为我在一旁害怕极了！我把碗扶得紧紧的，一动也不敢动，生怕也把碗打翻了。到现在，我吃饭的时候，还会有心理阴影，怕把碗打翻了。"

妹妹的话一下子让梁晶陷入了沉思，不知道是不是真如妈妈说的，自己被打"皮"了。她被打完就打完了，都没怎么往心里去，可妹妹这个没挨打的人，反而都记在心里。这就是传说中的"杀鸡给猴看"吗？但爸爸妈妈应该没有这个意思吧？

妹妹还说，每次听到爸爸批评姐姐成绩不好、做题粗心、字写得不好，她都不需要爸妈教，自己主动就把这些做得很好了。她小时候不知道，自己做这些是因为害怕也挨骂。长大后，她才发现，做很多事情都是为了取悦爸妈，避免自己受惩罚。一直到现在，她逢年过节回去看他们，也怕他们不开心。

"姐，其实我好羡慕你呀！"妹妹说，"就算被打死也敢跟爸爸妈妈对着干。你想跟他们说什么话，就说什么话；你不喜欢回家，就不回家。这换成我，怎么也做不到你那么勇敢！小时候，我看起来很快乐，但其实我并没有那么快乐！我只是害怕，如果我不快乐，大家就都不快乐了！"

妹妹的话，每一句都像一把刀，扎在梁晶的心里。她没有想到，妹妹竟然还羡慕她，就像她那么羡慕妹妹一样；她没有想到，她怎么也做不到妹妹那般"讨巧、取悦"，可妹妹其实也那么想像她那样"倔强、勇敢"；她没有想到，看起来那么快乐的妹妹，很多时候只是为了让别人快乐！

她的心里满是心疼，但又不知如何说出来。倒是妹妹，轻而易举地就打破了这种尴尬，妹妹说："不过，这就是我呀！我享受了你们那么多照顾，我卖卖笑算什么，还是你亏了！你什么都愿意让给我，我的好姐姐！"

妹妹的笑让梁晶原本沉重的心情，又舒展开来。妹妹永远是这样，有她在就不用担心冷场、尴尬与不开心。

梁晶突然发现，从小到大，看上去是她在照顾妹妹，帮她洗澡、帮她克服刚上学时的害怕、帮她挨了所有的打，但其实，妹妹也一直在用自己的方式照顾着她，替她哄爸爸妈妈开心、哄她开心，调节整个家庭的气氛。一直到她们都长大了，妹妹知道她跟爸爸妈妈有矛盾，又替她照顾他们。其实，生活在首都，谁不是在重重压力下熬着呢？看似一个小时的高铁，但市内交通动不动就是两小时以上，这些难处，妹妹都是云淡风轻地说："没事，回去就打个盹儿的工夫！"

这就是妹妹，永远那么乐观、积极、体贴、热情。

这一刻，她真正觉得，妹妹真的是爸爸妈妈送给自己最好的礼物。想到这个世界上，还有一个妹妹，她心里的某一处就变得温暖无比。

她挂了电话，在心里默默许下了一个心愿：要策划一次姐妹俩的旅行，重温一下过去的时光。

出生顺序的秘密

一个置身于多子女家庭的孩子，会因为出生的顺序不同，而各有其明显而独特的性格特征。

在第二个孩子出生前，第一个孩子扮演的就是一个坐在家里的宝座上，成为全家人焦点的角色。老大一哭，父母就会来到他老大身边。这个孩子可能产生的"决定"是：我是重要的，我是宇宙的中心，我可以依靠别人来满足自己的需求。同时，这个孩子会模仿身边的大人，试图通过把事情做完美来让他们高兴。老大还会有一个"决定"是："我不给任何人添麻烦，我也可以像父母那样，高效、能干。"所以，大多数家庭的老大，都会具备"认真、勤奋、遵守家庭规则和价值观"的特质。老大的座右铭是"我要听话"。

而第二个孩子就不一样了。老二登场时，不得不观察一会儿，来搞清楚每个情节和人物。老二看到哥哥／姐姐能够熟练地用勺子吃饭、会唱歌，还经常被夸奖听话懂事。老二会注意到大人们很忙，但是他们显得轻松而自信。因为比起第一个孩子出生的时候，他们能更平静、熟练地承担起为人父母的职责了。看到这一切，老二也在心里做着一些"决定"："我很小，其他人都比我大。哥哥／姐姐很聪明、能干、安静。每次只要弄出点动静，就会有人关注我。如果我也安安静静的，就没有人来看我。"

而当老二成功获取了大人的关注，老大开始相信自己的特殊地位受到了威胁，感觉被这个新来的小家伙抢了风头。这时，老大可能在心里做的"决定"是："我不会像老二那样哭闹或难以取悦。现在，我必须表现得足够好，才能让大人注意我。"这时老大的座右铭就是："我是第一，并且我要保持第一。"

面对哥哥/姐姐领先于自己的情况，老二很有可能也会下定决心："我要努力，我要超越！"或者会相反："反正我不如他，不如反着来，反正也能吸引父母的注意力。"

这就是出生顺序带给孩子的影响。孩子会在心里做出什么样的"决定"，并不是绝对的，这基于一个孩子如何去解释其所观察到的事情，以及兄弟姐妹之间的年龄差和性别。比如，梁晶大部分时候是个懂事、听话的孩子，但是面对自己做错事之后父母的惩罚，她用的办法是"对抗"；而妹妹基于她的观察，用的方法是"取悦、懂事"。作为父母，如果能了解出生顺序带给孩子的影响，就可以更好地了解孩子的行为。

— 16 —
潜意识的决定，才是影响个性的最大因素

重要的不是发生了什么，而是你基于所发生的事情，做出了什么样的决定。

梁晶带着她的发现与疑问去找导师。

导师问她："还记得你开始的那个问题吗？"

梁晶说："记得，我问'知道了父母带给我们的影响，就能了

解自己吗？'您说这些只占一小部分。"

"那你现在认同吗？"

"我认同，也不认同。认同的是，我发现除了父母，兄弟姐妹对一个人的影响也很大。如果没有妹妹的出生，我很可能是另外一个人。不认同的部分是，为何只是一小部分影响呢？我的整个'来处'，整个家庭，就只有他们啊！很多书上都说，家庭对一个人的影响高达 90%！"

"你说的没错，"导师说，"且不说具体的数字是否准确，相对于学校与社会，家庭对一个人的影响是最大的。但我想问你，你有没有从'你羡慕妹妹的圆滑，妹妹羡慕你的倔强''你认为妹妹很快乐，妹妹说她的快乐是为了他人''打翻碗的是你，但至今还在为此而害怕的人是妹妹''被惩罚了你会继续对着干，而妹妹立马会变乖'……这些事情上，发现什么？"

梁晶想了想，说："我们互相不了解对方内心真正的感受与想法。"

导师没有说话，只是用点头与眼神鼓励她往下说。

梁晶接着说："我们俩看待事情的方式是不一样的。"

"还有吗？"

"我们俩采取的解决方式也是不一样的。"

"还有吗？"

"同一件事情，带给我们俩的感受是不一样的。"

导师还继续问："还有吗？"

"同一件事情，带给我们的影响也是不一样的。"

"你有想过是因为什么吗？"

梁晶没有顺着导师的问题回答，而是若有所思地说："是呀！我们生在同一个家庭，有同一对父母，他们的个性、价值观、相处模式都是一样的，我们所处的环境也都是一样的，为什么我们会那么不一样呢？"

听到这个问题，导师笑了，问："那么，你再回到最开始的问题，父母对于一个人个性的影响只占一小部分，你有答案了吗？"

梁晶答："从之前我所学习与了解到的，一个人个性的形成，除了先天的遗传，就是后天的养育。除了这两者，别无其他。难道，更大的一部分跟自己有关吗？"

导师点点头，说："是的。我们之所以成为今天的自己，有先天的影响，即遗传因素，如你的性别、身高、体型、骨骼结构、眼睛、头发的颜色和肤色，以及你的音质、视力和听力特征等，这些是我们一出生就带来的。也有后天的影响，即父母的养育方式，他们的性格特征、价值观、相处模式，以及你的出生环境、你的兄弟姐妹和你的出生排行。但对我们影响最大的，既不是先天的遗传，也不是后天的养育，而是我们自己潜意识的决定。"

潜意识的决定？梁晶的脸上写满了问号。

导师说："心理学家将人类的整个意识比喻成一座冰山。我们日常的思想、行为和决策，这些'有意识'的念头，只占5%，其余95%都是隐藏在水面下的潜意识。"

意识层面的东西，都好理解，就是我们所能看到、听到、摸到、闻到等一切能感知到的部分；潜意识层面是我们看不到的，也是无法解释的、无规律可循的，所以往往会成为一股更大的力量，支配着我们。

"意识层面微风拂过，潜意识层面波涛汹涌"，这是当我们面对一件事情的时候，意识层面和潜意识层面的感知差。

梁晶之前听过意识与潜意识的概念，但没有想到潜意识那么复杂，作用那么大。

导师继续说："潜意识的决定，就是我们的'核心信念''私人逻辑'。它是已经发生，或者说每时每刻都在发生，但却并未被我们意识到的感受、想法、决定。你可以把它看成是一种自动反应，是一个人认为最能够保护自己、对自己最好的方式。

"比如说当妈妈生气的时候，你会反抗、跟她对着干，而妹妹会选择取悦、变乖，你们俩的潜意识决定是不一样的。你们是从何时，以及为何会有这个决定，也是解释不清的。你认为只有对着干，才能显示出你的力量，才能证明自己是有能力的，才能避免被妈妈打得更厉害。而妹妹觉得，她要听话，要哄妈妈开心，这样妈妈才不会打她。然而，你们当时并不知道自己是这样想的。"

梁晶说："但是，现在我回过头去看，我觉得当时真的是这么想的。"

"是的，这就是觉察。"导师说，"觉察经常会给我们一种恍然大悟的感觉，'哦，原来是这么回事！'但没有觉察之前，我们就像是在一个黑屋子里，对所做的一切并不自知。"

导师接着说："当时事情的真相是，反抗会给你招致更严厉的惩罚。这点连妹妹都看出来了，所有人都劝你不要那么倔，对吧？但是，为什么你会继续反抗呢？因为你的潜意识告诉你，只有这样，才能证明自己的能力。"

瑞士心理学家荣格说："你的潜意识指引着你的人生，而你称其为命运。当潜意识被呈现，命运就被改写了。"觉察，就是潜意识被呈现的过程。

梁晶从来没有想过，原来了解"来处"，了解一切"看得见"的东西之后，还有那么多看不见的部分等着她去发现。但是，那么复杂、无规律可循，甚至无法解释的部分，要怎么去了解呢？

导师像是看透了她的心思，说："在很多心理咨询里，有时我们并不需要听到整个故事，往往只需要描述一小段，就可以了解一个人。因为从这一小段里，我们就可以看到他有着怎样的潜意识决定。每个人的'私人逻辑'都是不一样的，就像有句话说的：'每天清晨有多少双眼睛睁开，有多少人的意识苏醒过来，便有多少个世界。'"

梁晶问："那么，是不是我的私人逻辑是错的，而妹妹的是对的呢？你看，每次挨打的都是我。"

"私人逻辑没有对错。"导师说，"我们不能说'避免挨打，获得妈妈的爱'这个决定是错的。错的部分是，我对于我所感知到的东西而做出的诠释可能是错的，这只是构成私人逻辑的一部分。"

私人逻辑

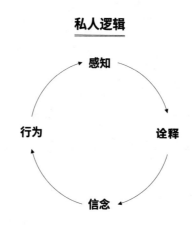

每个人，在每一刻，都在通过不同的方式感知这个世界，然后基于自己的经验、判断做出诠释，进而形成自己的信念，然后做出相应的行为。

导师以"梁晶放学回家晚了被妈妈打"这件事为例，讲解"私人逻辑"的形成流程。

感知：我回到家所听到、看到、体会到的与这件事情相关的一切。

诠释：回家晚了，就会被打。妈妈不爱我，不在乎我的感受。

我在她心里不重要。

信念： 为了获得归属感和价值感，我要反抗，我要有力量，我要有自己的权利与自由。

行为： 反抗。

结果： 被打得更厉害。

基于这一结果，梁晶又形成新的一轮感知、诠释、信念与行为。

所以，私人逻辑并不是通过某一件事形成的。一个人到底是基于多少件事情、进行了多少个循环、做了多少属于自己的创造性解释，没有人知道。简单地说，一个人从什么时候开始、为什么对这件事这样解释，他自己不知道，别人也不知道。

这个"操作系统"没办法解释清楚，但可以确定的是，每个人都是自己创造了这个操作系统。

再回到妹妹身上，当她看到"姐姐放学回家晚了被打"这件事之后，所形成的私人逻辑是——

感知： 我所听到、看到、体会到的，与这件事情相关的一切。

诠释： 犯错了会被打，我得小心点，说不定下一个被打的人就是我。

信念： 我只有很乖、听妈妈的话，才会得到妈妈的爱。

行为： 变乖，讨好、取悦妈妈。

结果： 妈妈不打我，还夸我乖，说"姐姐要是有你一半好就好了"。

然后，她也会感知到新的东西，做出新的诠释、信念与行为。

同样的一件事情，因为两个人所感知到的东西不一样，所做出的诠释与信念也不一样，因此表现出来的行为就不一样。直到姐妹俩都成年了，也是如此。可以看到，姐妹俩在同一个家庭长大，但是她们看待事物的方式截然不同。

这就是为什么对一个人的个性产生重要影响的，并不是发生了什么（先天遗传与后天养育），而是基于这些事情，这个人做了什么样的决定（私人逻辑）。

梁晶感觉自己内心被缠绕成一团的疑惑，正被导师一丝丝地解开。

她打开笔记本，写下了这样一句话："重要的不是发生了什么，而是你基于所发生的事情，做出了什么样的决定。"

这句话，深深地震撼了她。

每天学点心理学

行为背后的信念

从出生起，孩子便一直做着各种决定。这些决定形成了他的性格、生活目标（有时是隐含的），以及他感知不安全感和压力时做出回应的方式。

孩子一直在寻找这三个问题的答案：我是谁？这个世界是怎样的？为了生存和发展，我需要做什么？基于这个认识，他形成自己的人生目标。孩子是一个敏锐的观察者，但却是一个糟糕的解释者，所以他所做的决定，往往来源于错误的判断和信念，从而会做出错误的决定，也就是产生不当行为。要了解或纠正一个人的行为，就需要去了解以及修复行为背后的信念。

这些信念往往来源于小时候。通过探索童年记忆，往往能够找到这些信念是如何形成的，也就为了解行为打开了一个通道。

— 17 —
改变，是对发生的事情做出自己的创造性解释

> 我们自己创造了自己的操作系统。一个人的成长，不是去改变过去发生的事情，而是对过去发生的事情，做出自己的创造性解释。

梁晶觉得自己一直被"发生的事情"深深束缚，从来没有想过原来"发生了什么并不重要"。她一直都觉得自己之所以成为今天的自己，就是因为过去发生的一切所决定的。

她不够自信大方，是因为相貌、身材、学习成绩、交际能力都一般。

她不够开朗有趣，是因为无论做什么，得到的都是否定与批评。

她不够温柔可爱，是因为从来没人教过她什么是爱。

…………

她为自己的"不够好"，找了一大堆的原因。这些原因，都发生在无法改变的过去，所以，她也就心安理得地接受了。现在，她需要重新审视自己，因为那些已经发生的事情，都不是造成"现在的她"的原因，而是她自己的选择与决定。

就如导师说的："是我们自己创造了自己的操作系统。一个人的成长，不是去改变过去发生的事情，而是对过去发生的事情，做出自己的创造性解释。"

梁晶从妹妹身上，看到了她对于自己人生的创造性解释。姐妹俩在同一个家庭长大，但妹妹就是自信大方、开朗有趣、温柔可爱，这些都是梁晶特别羡慕的地方。

妹妹说自己"小时候的本领"看似是为了生存，但实际上，是她积极向上地去解决一件事情的态度与能力。梁晶觉得妹妹活得比自己轻松、通透，而她，常常有一种无力感。

梁晶经常在想："在我 30 多年的人生里，为什么会一直做着消极的决定呢？我会放弃好的工作机会，见到喜欢的人不敢表白，遇到困难就轻易放弃，总是凑合着过日子……"一想到这儿，她又陷入了深深的沮丧中。在同样的家庭背景下，妹妹改写了自己的命运，而自己却被命运操控了。

梁晶有了很多觉察，但这些觉察似乎又把她推向了深渊，她觉得非得跟导师见一面不可。之前她跟导师更多的是线上约谈，这次，她跟导师约了见面的时间。

周六上午，导师的工作室有一缕阳光照进窗户，导师正坐在椅子上等她。

在这里，她总会有一种从心底升出的平静。她坐下来，跟往常一样，直入主题。

梁晶说："我又被自己绕进去了。以往，我会把造成我不好的一切责任推给父母；现在您说做出这一切选择与决定的是我自己。我的心里充满了自责，我又在否定我自己了。"

"是的，现在就像是黎明前的黑暗。"导师说。

"我又在跟妹妹做比较。如果说当时我只是个孩子，那妹妹也是一个孩子呀！为什么她做的决定会让她成为一个快乐自信的人，而我却相反呢？"

导师没有直接回答，而是问她："你还记得你说过，妹妹给你的影响其实要大于父母吗？你知道是为什么吗？"

梁晶摇摇头。

导师接着说："首先，妹妹把你推下了宝座。在她出生之前，你是全家的焦点。你的父母虽然没有养育孩子的经验，但他们应该是很欢迎你的到来，并把大部分精力放在了你身上。同时，他们也会对你有很高的要求与期待。那时的你，下定决心要做父母所要求的全部事情。其实，这也是很多在家里排行老大的特点：勤奋而认真，遵守家庭或'权威'的规则与价值观。但是，妹妹的到来，就如你人生戏剧里一个意想不到的转折点，将永远影响你对自己、他人以及生活的看法。

"妹妹进入的是一个与你完全不一样的世界。她一出生，就是一个充满竞争的环境，因为大她4岁的你，处处都比她厉害。她发现，父母对你要求很严格，做得好的时候会得到表扬，做得不好会被批评。所以尽管父母没有直接要求她，她早将这一切都看在眼里。妹妹说她有很多生存的本领，别看她那么小，其实她从出生起就在学习如何在这个家庭中生存啦！'我要超越！'这就是她的座右铭。然后，你看着妹妹'扶摇直上'，不仅把父母的爱抢走，还在很多方面一点点地超越你。对于一个孩子来说，你要么就是'更超越'，要么就是'放弃'。你觉得，你做了什么？"

"放弃！"梁晶毫不犹豫地回答。

"不，你也在超越。"导师说，"在你觉得她不如你的那些方面。你想想看？"

梁晶想起来："妹妹不会做家务，所以我抢着做家务，并做得很好；妹妹爱哭，有时妈妈会骂她怎么那么爱哭，所以我几乎不哭；妹妹不会反抗，我会叛逆、反抗；还有，妹妹在运动上不如我，我每年都在运动会上拿奖。"

导师点点头，说："是的，你把她当成你的竞争者，妹妹也是如此。她知道自己做不到你那么勤劳、叛逆、运动好，她就会在其他方面超越你，比如成绩好、乖巧、听话。你们把彼此当成竞争者，通过与对方做比较，来决定自己成为什么样的人。

"在一些独生子女的家庭，孩子会把自己跟父母、表亲或邻居家的孩子进行比较。就像你，也会跟邻居姐姐比较一样。我们在童年时期所做的决定，会伴随我们一生。"

这些新鲜的观念，梁晶是第一次听说。原来，自己要成为什么样的人，真的是自己决定的！

导师继续说："孩子会认为家庭就像一块蛋糕，只能分成那么几块，如果这个蛋糕中的其中一块被拿走了，就不属于自己了，他不得不去寻找另外一块。就像你觉得'成绩好、乖巧、听话'这几块蛋糕是妹妹的，你就会另辟蹊径，发展其他的能力：勤劳、倔强、运动好。妹妹也是如此。

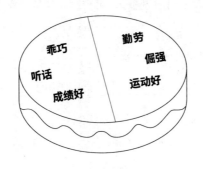

"这个就是我们作为一个孩子，为了找到自己在家庭中的位置而做出的潜意识决定。并且，我们往往会做出过度补偿。因为要去区分、整理并搞清楚这么多事情，对于一个孩子来说，太难了！孩子基于自己的观察所得到的结论往往是错误的，而且容易做出'非黑即白'的判断，比如：这个特点姐姐有了，那我就不可能有，我只能从其他方面超越她。

　　"如果家长看不到这一点，就会继续在语言或行动上给孩子造成伤害。比如一个家庭中，那个表现不够好的孩子，就会得到很多奚落、指责、打击甚至羞辱：'你看看你妹妹（哥哥／姐姐／弟弟）！你怎么就不如她一半好！我要是没生你就好了……'一旦那个'不够好'的孩子，形成了这个信念，家长再想在行为上去纠正，就变得特别难。"

　　梁晶很清楚地记得，自己以前在做数学题时，脑子里就时常会冒出爸爸的声音："你怎么这么笨！你看看你妹妹多聪明！"当时的她真的相信，自己就是笨。成年以后，她碰到一些电脑上的技术问题、面对一张陌生的说明书，第一反应就是"我这么笨，我肯定解决不了"。

　　信念是一个非常神奇的东西。"一念之差"，说的就是信念的奇迹。我们要做的工作，永远不是直接作用于行为，而是从感觉、信念开始。

　　咨询的最后，导师问梁晶："从今天的对话中，你有什么觉察吗？"

梁晶说："有很多。最大的觉察是，发现我小时候是通过'勤劳、倔强、运动好'来确定自己在家里的位置的。"

导师说："你现在试着在心里用心地重复这句话，'我是勤劳的、倔强的、运动好的'，看看内心是否有这样的声音：争辩、评判、解释、辩护、保护？或是比较、限制？"

梁晶想了想："都有一些，尤其是比较。我觉得，我更希望自己像妹妹那样。"

导师接着说："当有这些声音的时候，意味着你对自己是不接纳的。我们讲过改变的四个步骤，觉察之后很重要的一步是接纳。只有接纳了，改变才会持久。"

"但要接纳自己太难了！好的部分觉得没什么好的，不好的部分更是很排斥。"梁晶觉得自己做不到。

导师安慰她："是的，但是接纳不是接受，不是妥协，也不是对自己说'我应该这样或不应该这样'。接纳只是告诉自己'哦，这个事情是这样的，它给我带来了这样的影响'。这就够了。"

梁晶很惊讶："就这么简单吗？那会有什么用呢？"

导师教给她一个方法："你在心里对自己说说这五句话，哪一句你觉得说起来舒服，你就告诉我。"

1. 和妹妹不一样也没关系，不一样才更有趣。

2. 我注意到我很难接受自己的一些特点。

3. 我写下来的妹妹的三个特点，并不意味着我就没有这些特点。

4. 我不需要把对自己的认识局限在这些特点上。

5. 我接受自己，即使我有缺点并且不完美。

梁晶反复读了读，说："都挺好的，我喜欢第5句：我接受自己，即使我有缺点并且不完美。"

导师问她："说出来感觉怎么样？"

"我觉得心里轻松了很多，我可以不完美。"梁晶感觉放松了一些。

"这就是你对自己新的了解与认识。还记得我们改变的最后一步是什么吗？"

"行动。但是一想到，我必须做些什么，就感觉恐惧。"

导师说："这是我们对行动的误解。我们之前说过，行动，不是大转变，只要一小步就可以了。你在心里重复说那句话'我接受自己，即使我有缺点并且不完美'，其实就已经是一小步的行动了，这会帮助我们更好地接纳自己。如果你愿意，你还可以练习在心里说'我是勤劳的、倔强的、运动好的'，或是告诉其他人，让他重复给你听，看看有什么样的感受。"

梁晶还是觉得很难做到："我心里还是有些抗拒。我常常想：为什么我要那么勤劳，或是倔强呢？有时我很羡慕妹妹，她轻而易举地就能让人开心，她不想干活的时候就不干，而我做不到。"

导师说："是的，你可以找出这些词在以什么方式限制你；或是看看，你觉得妹妹才有的特点，你其实也可以怎样拥有它们；你还可以扩充一下你对自己和妹妹的描述，并找出扩充你对你们俩认识的办法。"

梁晶想了想："也就是说，我也可以像妹妹那样吗？"

导师点点头，说："是的，谁说不可以呢？'勤劳、倔强、运动好'只是你作为一个小孩子的时候，为了获得自己在家庭中的归属感和价值感而做的决定。小孩子的想法与判断是有局限的。

"作为一个成年人，如果你愿意，你就可以做出一些改变。在现实生活中，带着勇气去做功课。记住：一小步的努力，就可以了！"

梁晶的心一下子放松下来，她决定回家后，慢慢练习。

每天学点心理学

换一种方式看自己

为了获得在家庭中的归属感和价值感，小时候的我们形成了一些对于自己或兄弟姐妹的局限性看法。那些描述自己的形容词，比如"勤劳""倔强""运动好"等，并不一定是自己所喜欢与满意的。

有一个练习可以帮助我们更好地接纳自己，那就是换一种方式看待自己。

当我们说"我是……的"的时候，内心很容易升起评判的声音。这时如果换一种方式，说"我可以……，也可以不……"，自己就能更容易接纳。

比如，把"我是勤劳的，我是倔强的，我是运动好的"换成"我可以勤劳，也可以不勤劳；我可以倔强，也可以不倔强；我可以运动好，也可以运动不好"。

在心里默念几遍，你会发现，内心有更多的平静与接纳。

— 18 —
为了获得归属感与价值感，
往往会进入过度补偿

原来，每个人为了获得自己的归属感与价值感，会做出很多不为人知的努力。而私人逻辑的形成过程，也是寻求归属感与价值感的过程。

回家后，梁晶回忆起跟导师的对话，有一句话让她印象深刻："一个孩子，为了找到自己在家庭中的位置，往往会做出过度补偿。"她想不明白，孩子做这些事情的目的是什么？有时明明知道这么做，反而会给自己招致不好的后果！在养育可可和乐乐的过程中，她就发现，这两个孩子为了证明自己，找到自己在家庭中的位置，会做一些南辕北辙的"无用功"，甚至是让她觉得更加讨厌的行为。

这让梁晶很困惑。于是，她约了一个星期后与导师见面。

导师听了她的疑惑，说："没有一个孩子不希望自己成绩好、能歌善舞、受人喜欢、会表达、人际交往能力强、自律、能管理好自己的时间……这些跟父母的期望是一致的。但是，很多时候他们把精力消耗在了其他方面。就像你说的'南辕北辙的无用功'，写作业拖拉、喜欢哭闹、手足相争、跟父母顶嘴等，他们自己都不知道，这样做其实没法达到他们的目的。家长也不知道孩子的这些行为背后是想表达什么，所以家长采取的处理方式反而让这些行为更严重了。双方都用错了力。"

"那孩子的精力应该消耗在哪儿呢？"梁晶还是很疑惑。

导师没有直接说，而是问她："当你是一个单位里的员工、一个班级里的学生，甚至是一辆车上的乘客，你最需要的感觉是什么？"

"被接纳，不被排挤，感觉我属于这个集体。"梁晶说。

她想起电影《阿甘正传》里的一个画面：少年阿甘第一次上校车时，没有一个小朋友愿意让他坐在自己旁边。最后，只有一个小女孩向他发出了邀请。后来，这个女孩成了他一辈子的挚爱。"有人接纳自己，在这辆车上有自己的一个位置"应该是阿甘当下最需要的。

导师点点头："是的，这是一个人最需要的感觉。我们作为一个社会人，所有的行为都是以目的为导向的，而我们最首要的目的，就是要获得归属感和价值感。一个孩子从出生起，就会在家庭或集体中寻找自己的位置，他会想：'我是一个什么样的人？我要通过什么样的方式成为其中一员，并占有一席之地？我要如何做出贡献，发挥自己的价值？'

"当一个孩子感受到归属感与价值感时，他就能把精力放在发展其他能力上。否则，他的精力就被消耗在寻找归属感与价值感上了。就比如上学的时候，班上都会有一些成绩垫底的学生，他们在班上被老师奚落、被同学排挤，回到家可能还会被家长打骂。但他们也需要归属感和价值感呀！他们采取的方式可能就是捣乱、顶嘴或是欺负同学。用这样的方式，来寻求别人的关注，证明自己的能力。

"他们所有的精力都放在这里了，即使补再多的课、罚写再多的作业，对他们成绩的提高也于事无补。但是，如果老师和家长能够先去满足他们归属感与价值感的需要，比如给予真正的爱与关注，在班上给他们布置一些小任务，他们的'不良行为'反而会减少，成绩就会慢慢提高上来。"

梁晶频频点头，她以前确实有过很多这样的同学，可惜老师与家长的方法都是严厉的惩罚，让他们在班里、家里更加感受不到爱和温暖。然后他们就会去其他地方寻找，比如电子游戏。

梁晶记得有个男同学告诉过她："我只有在游戏里才能发现自己的价值，尤其是一级级过关的时候，特别有成就感。"

还有一个成绩不好的女同学，她明明特别努力地学习，但是成绩就是上不去。当时，她收集了很多CD，很多同学都找她借。后来她结婚了，几面墙的CD都舍不得扔，她说："这是当年让我活下来的唯一方式。如果没有这些CD，就不会有一个同学理我。"

当时，梁晶只是当成普通的聊天，没有想过这跟归属感与价值感有什么关系。现在回过头去看，原来每个人为了获得自己的归属感与价值感，都有过很多不为人知的辛酸与努力。

而她和妹妹又何尝不是如此呢！

梁晶终于知道，妹妹出生的时候，自己所做的那些突然不会自己吃饭、上厕所，开始黏妈妈的事情；妹妹看到姐姐被打，马上变乖，然后去取悦妈妈等等，不都是为了获得归属感与价值感吗？

她的行为是那么让妈妈厌烦，妹妹的行为却让妈妈喜欢，但其实她们都是在跟妈妈说："妈妈，我需要爱！"

可是，妈妈没有看到。她看到的只是行为表面，没有看到孩子们对于归属与爱的需要。其实，如果当时妈妈能够抱抱她，哪怕每天花5分钟陪陪她，她的那些"不当行为"就会少很多。

如果妈妈能够告诉妹妹："你不这么做，妈妈也爱你"，妹妹也不会花那么多心思讨好妈妈。

一个孩子，只要快乐自由地长大就好了，不用背负那么多的沉重包袱。

今天，梁晶在养育两个孩子的问题上，突然有了更深的认识。原来，可可也是一直在用一些让她觉得特别厌烦的行为，告诉她"妈妈，我需要爱"啊！

比起书上看到的、别人叮嘱的，自己悟出来的道理，才能真正有所触动。经过这段时间的学习，梁晶发现，看上去只是自我的成长，其实，亲子关系、亲密关系上的一些结也在慢慢地打开。

但是，有一点她还不明白。为什么孩子总会做出一些错误的行为来试图获得归属感与价值感呢？

导师还是没有直接回答她的问题，而是问她："回到你小时候，妹妹出生的时候。你想想当时的自己为什么会有那些退行性行为？你心里是怎么想的？"

梁晶想了想说："应该是担心，担心妈妈不爱我了。"

导师又问她："你觉得你这个想法对吗？一个妈妈会因为生了老二，就不爱老大吗？"

"不可能啊！我就不会因为乐乐而不爱可可了。"梁晶立即就反驳。

"所以，我们可以知道，错误的行为往往源于对这件事情错误的诠释。"导师说，"孩子是这个世界上最为敏锐的观察者，但是他们对世界的解释往往只是凭直觉，他们不会去做理性的思考。你不会去想'因为妈妈要照顾妹妹，所以才顾不上我'。哪怕这句话妈妈跟你说过上百次，你还是不会相信。你只相信你所看到的：妈妈每天都抱着妹妹，并且当你去烦她的时候，她会把你赶走。于是，你又再次证实了你的猜测。

"你妹妹也是如此。她的直觉告诉她，犯错了就会被打。她不会理性地想：'妈妈工作辛苦，跟爸爸关系也不好，所以妈妈脾气大，跟我没有关系，不是我的错。'所以，她才会不管什么时候都去做那个讨好别人的人。这对一个孩子来说是非常辛苦的。

"作为父母，我们要做的是，看到孩子有寻求归属感和价值感的需要，先去满足孩子这个需要，再去想办法解决问题。很多时候，当一个孩子感受到爱了，那些问题也就随之消失了。

"跟大多数父母一样，你的爸爸妈妈也是把力气都用在解决问题上了，而没有先把爱的信息传递给你们。这不仅让问题解决起来变得特别困难，孩子也因为感受不到爱，而需要做出很多额外的努力。我们前面所说的过度补偿，就是为了获得归属感和价值感而做出的额外的努力；私人逻辑的形成过程，也是寻求归属感与价值感的过程。"

说到这儿，导师停下来，问："现在，你了解自己了吗？"

梁晶点点头。她抬头看向窗外，碧空如洗，她的心也如刚洗过一般轻松纯净。越是学习，梁晶越是感到有太多需要去探索的地方。

许瑞跟她说，她最大的一个变化是，不再像以前那样高高在上，认为自己什么都懂，别人都得听她的了。

这一点，梁晶没有意识到，但导师说过，一个人越是懂得，就越是谦卑。她希望能在这条路上继续走下去，对自己也有了更多的信心。

每天学点心理学

归属感与价值感

人的行为取决于所处的社会环境。一个人对自己的看法以及如何行事，是以他如何看待自己和他人的关系，以及他认为别人怎样看待他为基础的。个体心理学认为，人类行为以目的为导向，所有行为的首要目标都是在一定的社会环境中追求归属感和价值感。

归属感：作为社会人，最基本的需求就是有所归属，感受到自己能够融入一个家庭（或其他集体），在其中找到自己的独特位置。一个人从出生起就开始找寻答案：在这个家中，我是什么样的一个人，以及我要通过什么样的方式成为其中的一员并占有一席之地？在一个集体中，有归属感的人相应也会很有安全感。

价值感：感受到自己在这个集体中的价值和重要性，并为之做出贡献。

当一个人感受不到归属或自我价值，而且对于如何得到它们抱有错误想法时，往往就会有不当行为产生。如果能看到对方不当行为背后的信念，而不是仅仅针对其不当行为来做出惩罚，那对方就能深深地感受到自己被理解了。

第五章

深入探索，
了解行为背后的信念

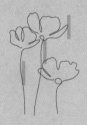

　　两个人争吵，就像是每个人戴了不同颜色的眼镜。戴红色眼镜的人说："这个世界是红色的！"戴蓝色眼镜的人说："这个世界是蓝色的！"两个人为此争论不休。这就是两个人的私人逻辑不同。

在上一段旅程中，梁晶有了更多的觉察，了解了自己是如何成为今天的自己，知道了"私人逻辑""一个人最首要的目标是为了获得归属感与价值感""孩子是杰出的观察者，但往往也是糟糕的解释者"，以及"重要的不是发生了什么，而是如何看待这些事情"等概念。

她想更多地去了解自己的"内在操作系统"，想去搞清楚"那个孩子"是如何思考的。就如导师所说，这是一次往后退的前行。她不是要想办法解决现在存在的单个问题，而是从童年记忆中去挖掘更多的宝藏，让自己拥有更多的觉察与接纳。这样，她就能够更加全面、清晰地看待这些问题了。

— 19 —
没有蓄意的争吵，只有未被了解的信念

没有一场吵架是蓄谋已久的。不是说我几天前就想好，今天要用某一种方式跟对方吵一架。只是当时触发了某一个不好的情绪，然后启动了自己最习惯并认为对自己最好的方式——争吵。

一个周末，梁晶和许瑞约好一起去银行办事。他们在出发前，先打电话详细咨询了需要带的材料，一样样都准备好了。然而，到了银行，办事人员却说还需要另外一样东西，不然就办不了。许瑞听了很生气，当场就跟办事人员吵了起来："当时为了能一次把事情办好，在电话里，我一样一样都问清楚了。现在又提出要回去拿，为什么当时不说清楚呢？"而对方双手一摊，说："不是我接的电话。当时我们同事可能忘了！"这个态度让许瑞更生气了，他的声音提高了八度，说："有你们这么踢皮球的吗？叫你们领导出来！"

　　本来在一旁一句话也没说的梁晶，看着许瑞声音越来越大，她的心里充满了紧张与害怕，一心想着息事宁人，赶紧拉着他说："没事，回去拿一趟也花不了多少时间，要不你在这儿等，我回家拿也行！"许瑞一把推开梁晶："不能回去！当时电话已经问得这么清楚了，这不是存心欺负人吗？"梁晶只好站在一旁不说话。大吵大闹的声音和剑拔弩张的场景，让她感觉很不好。她很想离开，却拔不动脚。

　　后来，银行经理出来了。在许瑞的强烈要求下，经理同意帮他们把事情办好，回去以后再把材料发传真或邮寄到银行就行。回家的路上，许瑞情绪高涨，骄傲地跟梁晶说："你看，事情不争取一下，你就不知道能不能办成！你这个人就是太软弱了，'人善被人欺，马善被人骑'，知不知道？"梁晶嘴里回复"是的是的"，但心里却并不认同。如果是她，宁可把吵架的工夫，换成回家拿一趟材料。

梁晶想起小时候，常常碰到类似的场景，不同的是，妈妈是据理力争的那个，爸爸是息事宁人的那个。妈妈总是指责爸爸，不仅不帮忙，还跟别人站在一边。梁晶从小就在心里发誓，她将来不要像妈妈那样。随着她渐渐长大，她对妈妈的生气、愤怒、害怕，慢慢变成了鄙视、不屑，她觉得妈妈就像是一个跳梁小丑。可是，没想到的是，许瑞处理事情的方式，却跟妈妈如出一辙。

她心里很不认同，甚至有时在心里也充满了对许瑞的鄙夷，觉得他大吼大叫、发脾气、指责抱怨的样子就像她妈妈一样。但是，她不愿意因此跟许瑞吵架，她把这些都藏在心里，挂在脸上。

梁晶能觉察到，此时她的"内在小孩"在操控着她，替她做着一切决定。她很想像个成年人一样，跟许瑞把话说开：告诉他，在遇到争执的时候，她的无力与害怕；告诉他，她希望他能冷静一些，用心平气和的方式解决问题。

但是，她做不到。一是她不敢说出来，怕招来更激烈的争吵；二是她自己也做不到心平气和。虽然她表面上不说话，但一切情绪都藏在心里。

许瑞很快就察觉到梁晶不高兴了，而梁晶也能感觉到，空气中马上就弥漫了一种压抑又沉重的气氛。两人谁也不说话，一说话就会引爆。这样的沉默，总会持续很长一段时间。她很不喜欢这样，但又不知道怎么化解。

导师跟她说："当有问题的时候，我们并不需要第一时间去解决问题，而是先去看看，问题从哪里来。探索童年记忆，可以帮助我们了解你的内在小孩是如何思考的，如何创造了独属于你的个人操作系统。"

梁晶回想起小时候妈妈总在与人争吵的记忆。她可以看到当时的自己对于争吵的抗拒，以及自己做的"不要像妈妈那样"的决定。

她再往深处想，一段记忆又冒了出来。

那是梁晶 7 岁的时候。有一次，她放学回家晚了，刚走到门口，就听到妈妈在屋内大声说："这孩子又死哪儿去了，看回来我不打死她！"她不敢回家了，躲在楼后面的一个架子下，不小心睡着了。

等她醒来的时候，她听到很多人在找她，还有以前常常把她从妈妈手下"救"出的邻居阿姨。当时她很希望那个阿姨能发现她，把她带回家，告诉她"没关系了，妈妈已经不生气了"。但是，就算是阿姨从她面前走过，她也不敢伸出头来。

后来是怎么被发现的，她已经忘记了，她所能记得的就是，那天她逃过了一顿打。或许，当时她相信："如果我能躲起来，什么也不说，就能逃过一顿惩罚吧！"

梁晶又想起小时候自己挨打的场景，不管妈妈下手有多狠，她都咬紧牙关，不说一个字。她想："反正打完我们就扯平了，你打累了总会停的。"她也在心里想过，如果父母能主动承认错误，向她道歉、哄她、安慰她，那她也会原谅他们。

虽然这样的事情从来没有发生过，但没想到的是，她从小处理问题的方式，一直延续到了现在。

在与许瑞的关系里，梁晶也是如此：我不说话、不处理，有一天这些问题也会消失。但是，如果你主动来哄我、安慰我，向我道歉，我就会对你更好。

可是，许瑞不会。

梁晶常常听婆婆说起，许瑞小时候被打的时候，不会像梁晶那样倔强，也不会像妹妹那样讨好，他会一边跑着躲开，一边为自己辩解，讲一大堆理由。讲到最后，大人要么是被他气得够呛，要么被他说服，下不了手。

至今，他的行为模式跟过去并无两样，还是喜欢讲道理、评判、据理力争，要第一时间把事情解决。

这两个 30 多岁，已经有了两个孩子的成人，还是用小时候的方式在吵架。看起来是两个大人在吵架，其实是两个七八岁的孩子在吵架。

他们各自戴了一副不同颜色的眼镜，梁晶说："这个世界是红色的！"许瑞说："不对，这个世界是蓝色的！"他们争论不休，但是两个人都没有错。吵到最后，也不会吵出个所以然来，只会让矛盾与冲突升级。

这就是两个人的私人逻辑不同。私人逻辑没有对错，我们要做的，仅仅是把自己的私人逻辑（眼镜）摘下来，站在对方的位置（戴上对方的眼镜），看看这个世界究竟有什么不同。这个世界并非只有两种颜色，并非"非黑即白"，它可以是丰富多彩的！

没有一场吵架是蓄谋已久的，不是说我几天前就想好，今天要用某一种方式，跟对方吵一架。只是，某件事触发了某一个不好的情绪，然后启动了当时最习惯并认为对自己最好的方式。

梁晶的"憋着不说"，与许瑞的"一定要吵清楚"，都是他们长久以来的一个行为模式，是他们用来保护自己的一种方式。

"原来他不是针对我！他不是故意要让我生气、难堪，他不是故意要跟我对着干、对我不在乎，他只是用了他一直就在用的方式。"当梁晶觉察到这些，内心那些强烈的情绪渐渐舒缓下来。

第二天，在许瑞出门前，梁晶在他包里塞了袋牛奶，以此来打破两个人的沉默。以前，她从来没做过这种温暖的小事。许瑞看了她一眼，出门后不久，就给她发来一条信息："中午我来你公司附近，一起吃饭吧！"这样的事，许瑞也只在他们谈恋爱的时候做过。

梁晶的心里一阵欣喜。

因为午餐时间不长，他们去了公司楼下的咖啡厅吃简餐。毕竟是老夫老妻，相视一笑就化解了彼此的尴尬。

梁晶跟许瑞说起她小时候的两个故事，告诉他自己并不是故意把话憋在心里，而是从小她就是这样做的，这是她的行为模式。许瑞对她说的"行为模式"既表示怀疑，又有一些兴趣。梁晶又把婆婆跟她说的，他小时候的事说给他听。许瑞听完说："你这么一说，我还真是这样的。但是，现在的模式真的跟过去相关吗？相关又怎么样呢？这很难改掉呀！"

梁晶说："是的，现在我们都知道，不是故意针对对方就好。在我不说话的时候，我希望你不要认为我是故意的，只是当年那个小女孩的模式又出来了。她还小，她没有其他办法。"

许瑞哈哈大笑起来，说："你这样说，就有点玄乎了！这么说，我对你大吼大叫的时候，我就成了我小时候的样子了？"

梁晶没有跟许瑞说起"内在小孩"的概念，只是回答他："是的，你看我们吵架的时候，是不是特别幼稚，一点也不像当爹当妈的人。"

许瑞沉思了一会儿，说："但谁还没有吵架的时候呢！这正常的呀！"

虽然许瑞用了他一贯的"啥都不是事"的语气，但梁晶没有随他陷入情绪里，而是说："我们做一个约定好不好？下次吵架的时候，如果对方还是用那种自己不喜欢的方式，不要认为是在针对自己。我们看看会不会好一些？"

许瑞表示同意："这我能做到呀，就怕做不到的是你哦！"

他们没有就这个话题再说下去，简单地聊了聊孩子的事，分别回单位上班了。

梁晶觉得心里挺轻松的，她终于把自己不为人知的一面说给了许瑞听，也突然对他们下一次的吵架有点期待。她想："如果在吵架时能带着这样一份觉察，会是怎么样呢？我还会对许瑞生气吗？会为自己的行为沮丧或愧疚吗？"

梁晶不知道的是，许瑞离开的脚步也是轻松的。他轻松的点，并不在谈话的内容，而是与她相处的时光。他其实多次向梁晶表达过，希望每个月有一两次这种二人世界的时光，但都被梁晶否决了。她会说："平常工作忙、家里孩子事情多，你自己跑来跑去也辛苦，何必呢？"

否决多了，许瑞就不提了，梁晶也并没放在心上。

他们带着各自的心事，继续生活。

生活会给予他们什么，他们并不知道，只是心里多了一些期许。

每天学点心理学

拓宽觉知力

当我们感到孤独、被抛弃等这些基本的恐惧时，往往会"武装"出一个可以接受的虚假自我展示给外界，比如假装快乐、坚强、无所谓等，而将不可接受的自我封闭在内心更黑暗的角落。但是，在生命的某个时候，当类似的情绪、场景再次发生，那些未被妥善处理的情绪，就会出其不意地爆发出来。

心灵的成长与修复，是拓宽觉知力，去觉察与理解那些无意识的情绪与行为，关注现在的情形与过往经历的关系。这如同在黑暗的角落里，点起几盏灯，照亮我们前行的方向。当我们突然来到一个顿悟的瞬间，便真正有可能清楚自己的痛苦或困惑了。

— 20 —
今天的问题，来自过去未被妥善处理的情绪

> "果然，吵架的时候，我们都回到了小时候的样子。"
> 没有一场吵架是蓄谋已久，也没有一场吵架，仅仅是因为当下发生的事，它一定有着儿时未被妥善处理的问题。

日子还是如以往一般，循规蹈矩地过着。那次午餐，让梁晶、许瑞之间亲近了许多，但矛盾也总是一触即发。

早上，许瑞如往常一样，洗漱完后，盥洗池一片狼藉。大多数时候，梁晶什么也不说，三下五除二，把它清理干净就好了。但是有一天早上，梁晶想着公司有一个重要的会议，一起床就有一种莫名的烦躁，再看到盥洗池，她突然就爆发了。

她朝着屋外喊："我跟你说过多少次了！洗漱完顺便把池子清洗一下！"

许瑞一点也没有意识到她的怒火："你顺手洗一下不就好了吗？"

"你怎么就总把我的话当成耳边风呢！你就不能在乎一下我吗？"梁晶越来越生气。

许瑞觉得莫名其妙，这跟在不在乎有什么关系，他解释道："我怕你在外面久等，特意快点儿出来把洗手间让给你。"

梁晶不吭声了，反正横竖他都有理。

她憋着一肚子闷气，去给孩子们准备早餐。她觉察到很不对劲，但却不知道可以做些什么。这时，许瑞突然笑着走到她面前，不说话。她越是疑惑，他越是故作神秘。

"你到底想干吗？"梁晶推了他一下。

许瑞说："我说了我能做到，你做不到吧！"

梁晶突然想起了他们的约定——说好了不把对方那些自己不喜欢的行为方式，当成是针对自己的。没想到许瑞竟然还记得！

"但是我还是有些生气！我从我们刚在一起的时候，就要你洗漱完顺便清洗一下池子，你为什么就是不听！"梁晶愤愤不平地说。

许瑞没有回答她的话，只是说："如果你不遵守约定，以后我可也不遵守了！"敢情他把这个约定当成挡箭牌了。

开车去公司的路上，梁晶的气慢慢消下来了。许瑞今天的表现，让她非常惊讶，她觉得明明自己是一直在学习的那个人，没想到这一次，反而是许瑞先有了觉察。她想起，过去他们夫妻俩吵架的时候，每一次都是许瑞先做出让步，让生活得以继续。

她的心里升起一股暖意。在最近很长的一段日子里，她都很少去想许瑞身上的好，心里充满了对他的失望与抱怨。但这一刻，她想起了他身上很多的优点。这个陪伴她度过 10 多年人生最精华岁月的男人，是她内心深处最大的支撑与依靠。

忙完一天的工作，一个准备了大半个月的会议终于结束，梁晶卸下了一个沉重的担子，心里轻松但又空虚。人到中年挺矛盾的，有时觉得忙点好，有事情做、充实；有时又极其需要有清闲的时光，证明自己是在生活，而不仅仅是活着。

在开车回家的路上，她想起早上的事。她反复想，自己为什么十几年如一日，揪着许瑞不洗盥洗池这件事不放呢？她还想起，怀孕的时候，还曾经因为许瑞老是忘记把马桶盖放下而哭过。有一次，她半夜起来上厕所，迷迷糊糊地坐在又湿又凉的马桶上。因为盖子掀起来了，位置比之前低出很多，她蹲下的时候还吓了一跳。她起身，把马桶盖放下，一坐下来就放声大哭了起来。

许瑞被她的哭声惊醒，以为发生了什么事情。当她哭着说"你怎么又没盖马桶盖"时，他觉得又好气又好笑，姑且认为是孕妇荷尔蒙作祟，没有跟她吵。自从那一次之后，他再也不敢忘记把马桶盖放下。

但事情并没有结束，盥洗池的事情又冒出来。

梁晶问自己："我真的只是因为事情本身而生气吗？我当时的

'内在小孩'有跳出来吗？到底是什么触发了我的情绪？许瑞为什么对我的话充耳不闻，总是我行我素呢？"

突然，一段记忆跳入她的脑海里。

从小，梁晶在家里都没有发言权，她把这当成是"小孩总得听大人的"。但是妹妹出生后，她发现并非如此。爸爸妈妈会听妹妹的话，而她不管说什么，总是被否决与忽视。

小学的时候，梁晶在客厅的地上做一个大型手工，是为学校的表演而做的道具。在吃饭之前，她反复跟父母强调，走路的时候一定要小心，不要弄坏了。可是父母只是一边忙着手里的事，一边敷衍她。她很希望他们能郑重向她承诺，保证不会弄坏。但是他们没有，反而很不耐烦地说："知道了，知道了！"梁晶很无奈，心里充满了担心。果然，在吃饭的时候，爸爸起身去客厅，不小心把她千辛万苦搭起来的道具弄坏了。她为此哭了很久，最后的结果是：她被打骂一顿，被批评不懂事。

小时候，她觉得自己"人微言轻"，总是被忽视，所以长大以后，她很希望在新的家庭中，能够被听见、被重视。当许瑞不听她的话时，她儿时的那种感觉就又出来了，她又回到了小时候的样子。

原来是这样！她突然有任督二脉被打通的感觉。现在她很少什么事情都去问导师，而是按照导师所教的：从后退中前进，去寻找童年记忆里的黄金，找到相似的行为模式。

正如导师所说，没有一场吵架是蓄谋已久，也没有一场吵架，仅仅是因为当下发生的事，它一定有着儿时未被妥善处理的问题。

回家后，梁晶跟许瑞说起这件事。现在，他们夫妻俩的话慢慢多了起来，他们约定，每周有三个晚上，放下各自的事，一起聊聊天。因为还有四个晚上的自由，所以他们并不觉得被约束，相反还挺期待的。

许瑞说："小时候，在整洁方面，妈妈对我和哥哥特别严格。做完作业一定要收拾好书包，起床后一定要叠好被子，更不要说，家里的小东西不能随便乱扔了。"梁晶想起，婆婆确实是这样的，她甚至要求两岁的乐乐，吃饭的时候，桌上不能有一粒米饭。

"我在家里没有自由，所以我结婚后，最怕被人限制我的自由！"许瑞说。

"所以，这就是你不听我话的原因吗？"梁晶虽然假装生气，但心里很佩服与欣赏许瑞清晰的思考与表达。

"你为什么偏要我听你的呢？"

"因为我从小就没人听我的呀！"

说到这儿，夫妻俩都笑了起来。许瑞接着说："果然，吵架的时候，我们都回到了小时候的样子。"

知道了这一点之后，以前那些吵不明白的关于"我对你错"的架，突然就没有意义了。他们知道了，各自都不是故意针对对方，而是采用了小时候习惯的模式。

这一刻，就像是即将步入不惑之年的两个人，站在一旁看着一个小男孩与一个小女孩在那儿争吵。他们觉得有点好笑，又有点可爱。

他们互相抱了一下，就像是拥抱彼此的内在小孩。"懂"是最好的爱，当我们了解了对方，内心的理解与温柔也就出来了。

经过这一次促膝长谈后，梁晶感觉与许瑞的心又靠近了一些。这跟热恋的时候不一样，那时只是相互吸引与欣赏，而现在，是惺惺相惜。

无意识的"控制者"

多数情况下，关系破裂是由于伴侣一方或双方，处于童年时期未被妥善解决的问题的状态中。这些问题，成了我们成年生活中的无意识的"控制者"，与成人自体（adult self）失去联系，并通过"固着"（frozen in time）的童年时期形成的观点来工作。他们坚信，这是让自己免遭进一步伤害的方式。

事实上，大多数童年时期的观点，已经不能适应与满足成年生活的需要。这造成我们在"寻找与坚持自我"的过程中，很难去理解与接纳另一半的行为，并容易被另一半的行为所伤害。

如果我们没有觉察到现在的问题是来自过去的影响，只是致力于想解决面前的问题，我们就会发现：不管做出怎样的努力，无意识的"控制者"，都会轻而易举地把我们拉回到老路上，生活只会变得更加混乱与绝望。

如果这些隐藏的"控制者"不被发现，并被更新、整合进现实生活中，最终它们将控制我们所有的关系的构成和性质。只有这种制约在一定程度上被意识到了，我们才会对此有所理解，并为改善关系做出真正有意义的行动。

— 21 —
为了达成目的，愤怒可能是你捏造出来的

在采取某一种方式之前，先问问自己："我的目的是要搞定孩子、让他听从于我，还是要帮助孩子从中得到学习？我是要赢了孩子，还是要赢得孩子？"

梁晶最近在看导师推荐的《被讨厌的勇气》[①]。书中的一个观点，引起了她的兴趣——"愤怒都是捏造出来的"。也就是说，人们并不是"受怒气支配而大发雷霆"，而是"为了大发雷霆而制造怒气"。

她觉得奇怪，这怎么可能呢？谁会故意为了发一顿脾气，而捏造出愤怒的情绪？

书中举了一个例子。"咖啡馆里，服务员不小心把咖啡洒在了

---

① 《被讨厌的勇气》，岸见一郎、古贺史健著。

我身上，那可是我刚狠下心来买的一件好衣服。勃然大怒的我忍不住大发雷霆，平常的我从不在公共场合大声喧哗，唯独那一次，我愤怒的声音几乎传遍了店里的每一个角落。"

这种事情，应该很多人都碰到过吧。梁晶想起有一次在停车场，倒车入库的时候，一辆车在她快要倒进去之前突然插了进去，她气得火冒三丈，从来不敢跟人有冲突的她，那一次竟然下车跟人吵了一架。她想不起当时是哪儿来的勇气。

书中说："你想通过大发雷霆来震慑犯错的服务员，进而使他认真听自己的话。作为相应手段，你便捏造出了愤怒这个情绪。愤怒是你达到目的的一种手段。"

梁晶心想，当时自己也是如此吗？为了让对方害怕，承认错误，把停车位让出来，从不敢跟人吵架的她，一推开车门，就自然而然地提高了音量，一副先发制人的姿态。

她还发现，自己与两个孩子相处时，音量总是不经意间就提高了。这也是为了制造愤怒情绪，好让孩子听到后感到害怕，从而听话吗？她从来没有想过，提高音量、发脾气是有目的的，不仅仅是自己以为的情绪发泄。

带着这些疑问，梁晶去见了导师。导师说："行为是以目的为导向的，你为了达到某个目的，才会采取相应的行为。比如有的人不会下车跟人吵架，而是想：'真倒霉，怪我技术太差，倒了半天也没倒进去。再换个地方吧！'这样想的目的可能是希望自己提高开车技术，所以这个人不需要去吵架，因为吵架没法提高技术。而你的目的是：'当下我要说了算，我要拥有掌控权，这个位置是我早就看好的，而且对方明明知道我准备停进去了，还这样做，是故意的。'所以，为了达到这个目的，你要下车与人吵。

"回到孩子身上，如果你的目的是帮助孩子解决问题，那么你也不会通过提高音量、发脾气的方式让他感到害怕，从而听从于你。你会把关注点放在'如何帮助他学习'上。所以，对待育儿挑战，在采取某一种方式之前，先问问自己：'我的目的是要搞定孩子、让他听从于我，还是要帮助孩子从中得到学习？我是要赢了孩子，还是要赢得孩子？'"

导师的话，让梁晶感到深深的震撼。

一直以来，她都觉得自己是为了孩子好，为了帮助他们去改正错误、取得进步、解决问题，就如她的父母常常说的："我都是为你好，你以为我愿意管你！"

但仔细一想，她何尝不是为了搞定他们，让他们听话呢？大喊大叫的方式，她似乎不需要学，从小就会，就如一种自动反应，稍有不满意，她的音量自然就提高了。可可曾经跟她说过："妈妈，每次都得听你的，为什么就不能听我的？"她随口回答："当然得听我的呀！我是你妈！"但可可并没有因此而更听她的话，尤其是最近一年，更是要跟她对着干。她赢了孩子，但似乎输得更多。

"然而人类的行为那么多样，目的那么多，要怎么才能知道自己的行为目的是什么？知道了又有什么用呢？"梁晶不解地说。

"知道了行为目的，就可以帮助我们看到更多的选择与方式。"导师说，"行为目的，是比行为结果更难看到的东西。在很多关系里，我们都想要一个结果：我要赢，你要听我的。但是真正的目的并不一定如此。目的，更像是人内心深处的一种需要。"

梁晶一下就想起上次夫妻俩吵架的事，她因为许瑞连续出差，只有一个晚上在家还要出去应酬，就与他吵了起来。她说："是的，我想要的结果，就是他能听我的，待在家里。但是我真正的目的是什么，我并不知道。"

导师问："你希望他能多陪伴你？"

梁晶点点头。

导师又问："你希望，你在他心里是能得到特殊关注与优待的，是比他的工作、朋友更重要的？"

"是的。"

"你有被陪伴与关注的需要，这很有可能成为你的行为目的。你的那些指责、吵闹、不说话，等等，都是为了达到这个目的。"

"知道我的行为目的后，会对我有帮助吗？"

"如果不知道你内心真正的需要与行为目的，你就会陷入'非黑即白'中。他出去应酬，不听你的，就是错的。他如果没出去，在家陪着你，就是对的。但是，你有没有发现，有时就算他留在家里，你们还是会吵？"导师一步步引导梁晶。

梁晶说:"确实是,我会责怪他'身在曹营心在汉'。他不陪孩子,也不跟我说话,要么是打不完的电话,要么就是捧着手机不停地刷。这让我更加生气。"

"那是因为你内心真正的需要没有得到满足。"导师接着说,"也就是说,虽然你'赢了',但其实你还是没有达到你的目的。如果你很清楚,你要的是'陪伴与关注',而不是'他人在家里',那么,你会怎么想?你会做什么?"

"那么,就算那天他要出去,我也不会那么生气。我可以通过其他方式,去获取陪伴与关注。或者,我可以平静地跟他说:'你早点回来陪我和孩子。'"

"看,这就是拥有更多的选择、更多解决问题的办法与方向!"

梁晶恍然大悟,她觉得之前的那些架都白吵了!方向错了,不管做再多的努力,也是徒劳无功呀!

她对"行为目的"充满了好奇。

每天学点心理学

愤怒的价值

愤怒是由我们的思维方式造成的,它的核心是尚未满足的需要。如果我们能够借助它来提醒自己——我们的需要没有得到满足,而我们现在的思维方式正使它难以得到满足，这时愤怒就是有价值的。

为了充分表达愤怒，我们有必要了解自己的需要并做出相应行动。然而，要做到这一点并不容易，因为愤怒驱使我们去惩罚他人，而不是去满足需要。所以，与其沉浸于"合理的愤怒"，不如倾听自己和他人的需要。

这也许需要一个过程，但通过不断实践，我们将会有意识地用"我生气，是因为我需要……"来取代"我生气，是因为他们……"这样，愤怒才能真正有它的价值。

— 22 —

找到行为目的，你就拥有了更多选择与可能

你的感受就像一个雷达，能向你指出"分辨一个人目的"的正确方向。

"我们的行为方式看起来千千万万种，但其实，行为目的一般只有四个。就像给东西归类一样，这些行为方式，最终可以将它们放进四个不同的盒子里。"

导师的话解答了梁晶的一个疑惑，又让她充满了怀疑："真的只有四种行为目的吗？"

导师继续说："我们说过，所有人的行为的首要目标，都是为了获得归属感和价值感。当一个人感受不到归属感与价值感的时候，也是对自己、对他人、对生活丧失信心的时候，他往往会认为，只有获得'认可与关注、权力与控制、公正与公平、技能与能力'四个目的中的其中一个或几个，自己才是有归属感和价值感的。"

第一个目的：认可和关注，即要得到特殊的服务与优待，来证明自己是被爱着的。

第二个目的：权力与控制，即要在自己的世界里找到一种掌控感，拥有做出选择与决策的自由。

第三个目的：公正与公平，即希望这个世界是公平的，是一个可以做真实的自己而不受到伤害的地方。否则，自己也要伤害对方。

第四个目的：技能与能力，即能处理身边发生的各种事情，无论是日常工作、人际交往还是突然的挑战，都希望能够做好，并取得成功。

"有些时候，我们会用一些有效的、有意义的方式去实现这些目的，比如冷静下来进行沟通、表达出自己的感受与想法……但更多的时候，我们会用一些无效的、没有意义的方式，试图去实现行为目的，比如哭闹、争吵、冷战……"

导师接着说："如果知道用前一种方式当然很好，彼此都能知道对方需要什么。但如果主要用后一种无效的方式，双方就会陷入更加不理解、猜疑、更为激烈的矛盾与争执中，甚至导致关系破裂，出现更坏的结果。"

梁晶的脑海里浮现了很多与不同人产生矛盾时的场景。当有冲突的时候，他们就是在用无效与无意义的方式，敷衍、过度帮忙、互相指责、批评或是逃避、放弃……她也从来没有想过，自己或对方有什么样的目的，只是一心想赢了这场战争。

"但是，虽然只有四个盒子，要猜到是哪一个也很难呀！我要怎么样才能破解一个人的行为密码，透过行为的表面，去看到行为背后的目的呢？"梁晶焦急地问。

导师说："有一种快速的方法，就是倾听你自己的感受。你的感受就像一个雷达，能向你指出'分辨一个人目的'的正确方向。我们不需要浪费时间去寻找造成一个人以某种方式行事的原因，更不需要想着是谁的错、要责备谁，我们只需要关注自己当下的感受就可以了。"

导师的话，又一次刷新了梁晶的旧有观念。她问："在事情发生的时候，不去寻找原因，也不追究责任，那犯错了怎么改呢？传统的教育都是告诉我们，犯错了要找出原因，纠正错误，而且要受到惩罚，才能长记性。只是关注感受能有什么用呢？"

导师说："感受可以作为判断对方行为目的的第一条线索。也就是说，通过识别自己的感受，可以大概猜测出对方的行为目的。如果你的主要感受分别是烦躁、愤怒、伤心、失望，那么，对应的行为目的可能分别是：认可与关注、权力与控制、公正与公平、技能与能力。当然，我们只是先做一个猜测。更准确判断对方行为目的的第二条与第三条线索，分别是自己的行为与对方的回应。"

导师接着说："通过这三条线索，我们可以猜测对方的目的，从而辨别：对方行为背后的信念，即对方真正想表达的是什么？"

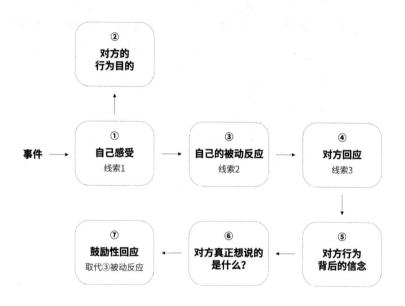

流程：事件发生—辨别自己的感受（线索1）—猜测对方的目的—观察自己的被动反应（线索2）—对方的回应（线索3）—用鼓励性的回应取代被动反应

导师给梁晶画了一个图，这让她立马感觉清晰了很多。回去后，导师让她带着这份觉察去生活中做功课。她提醒自己，当事情发生的时候，先觉察一下自己的感受，然后再去猜测对方的行为目的。

（1）认可与关注

对方目的	寻求过度关注（让他人忙个不停或要求特别优待）
我的感受	心烦；愤怒；担心；内疚
我的反应	提醒；哄骗；替对方做事
对方回应	暂停片刻，但很快回到老样子，或换成另一种骚扰行为
对方行为背后的信念	只有受人关注或有特殊优待时，才会觉得自己有价值（归属感）；只有让他人为自己忙得团团转时，才能显示自己的重要性
对方真正想说的	关注我；让我有帮助地参与；让我觉得有用
我可以这样做	让对方参与一个有用的任务，转移行为；避免特别服务；计划特别时间，"我现在很忙，期待我们稍后的特别时刻"；建立日常惯例；耐心（教对方但不期望对方立即学会）；设定无言的信号

生活中总是不缺少练习的机会，几乎每天都有挑战在发生，其中最多的就是姐弟俩的争宠。一会儿是可可边写作业，边不断地喊："妈妈，给我倒杯水！""妈妈，这道题怎么做？""妈妈，你过来陪我一会儿！"一会儿是乐乐不断地过来打断梁晶正在做的事，要求看他刚搭的积木、陪他画画、抱抱他。在梁晶满足他们所有要求后，虽然他们能消停一会儿，但片刻后还是会故技重演。

梁晶心想："我的感受是烦躁，那么他们的行为目的是认可与关注，还挺准的！"她顺着导师画的图，继续找第二条线索"自己的行为"，是提醒、哄劝、替对方做他自己会做的事，以及第三条线索"对方的回应"，是暂停片刻、很快回到老样子，或者换成另一种令人烦躁的行为。更加证实了姐弟俩都在寻求"认可与关注"，都要求受到特别的对待！

知道了对方的行为目的，可以帮助我们透过那些"惹人烦的行为"，去看到行为背后真正想说的话——认可我、关注我，让我有帮助地参与！这样，我们就容易从无效的方式切换到有效的方式。

梁晶跟可可约定了每天 15 分钟专属于她们俩的特殊时光。由可可自己选择安排在写作业前还是写作业后，这个时候，只要不是特别重要的事，梁晶都会放下一切专心陪可可。梁晶还让乐乐帮忙一起做家务。梁晶真正地去关注孩子们，而不是敷衍。

梁晶发现，可可写作业的时候不再不停地叫妈妈了，乐乐也能在她不在身边的时候，自己玩上好一会儿了！

了解行为目的就像是对症下药，这个发现让梁晶兴奋不已。而且，她发现不仅在两个孩子身上屡试不爽，用在和妈妈的关系上，更是一个巨大的改变。

妈妈每隔一段时间就会给梁晶打电话，无疑又是各种抱怨：抱怨爸爸在家里什么活儿都不干，只知道出去玩儿；抱怨邻居家声音太大，吵着她午睡；抱怨菜摊老板，给她的菜不新鲜；抱怨广场舞蹈队里组织活动，有人少出了钱……梁晶自认为慢慢练出了自动屏蔽功能，她不跟妈妈斗嘴了，只是一边做手头的事，一边嗯嗯啊啊地听着，让妈妈把话说完。最后，妈妈以"好了，不跟你说了，跟你说了也没用"结束。但过不了几天，类似的内容又会再来一遍。

那天，梁晶决定觉察一下自己的情绪。当接通妈妈的电话，听她在电话那头自顾自地抱怨时，梁晶感到莫名的烦躁、生气，也有对自己不在妈妈身边的一些歉疚。电话说得越久，她烦躁的情绪越多，越明显。

梁晶开始寻找线索：

线索一，我的主要情绪是烦躁，可以猜测对方的行为目的是"认可与关注"。

线索二，在烦躁的情绪下，我的行为一般是：敷衍，用"嗯嗯啊啊"的方式假装在听她说；打断，"好了好了，别说了，我知道了"；哄骗，"妈，没事的，咱不跟人计较啊，我一会儿要开会，先不说了"；责备，"您怎么这么想爸爸啊！他不是故意那么晚回家的，肯定是有事耽误了，您就别给自己找难受了！"

线索三，妈妈的回应是挂了电话，但过两天又会打过来。

通过这三条线索，梁晶基本可以判断，妈妈是在寻求认可与关注。知道这一点后，她就知道妈妈"打电话"这个烦人行为的背后，其实是"需要得到特别的服务和优待，只有这样才有归属感与价值感"。这时，梁晶可以想象妈妈在对她说："关注我，让我有帮助地参与！"

意识到这一点后，她突然在电话里说了一句："是啊！您太不容易了！您在家里又要做饭，又要搞卫生，爸爸啥都不做，还不能保证按时回来吃饭。一会儿我就说我爸去！"

她感到妈妈在电话那端突然怔住了，半晌没说话。

梁晶继续说："上次您寄来的熏肉特别好吃，许瑞特别喜欢。他跟我说让您再做点，我怕您忙不过来，就一直没跟您说。"

妈妈马上说："做熏肉的工夫还是有的，这几天就买肉去……"

这次妈妈很快就挂了电话。梁晶感觉到，妈妈是轻松而干脆的，而不像以前，语气里更多的是失落、责怪与无奈。

过几天，妈妈又打电话来，说肉已经熏上了。虽然她还是有抱怨："你爸一点儿忙也帮不上，让他在窗台上挂一下肉，也喊了半天。"但妈妈没有像以往那样，眼里没有一件好事。

梁晶也没有一边做事，一边听电话，而是关注妈妈所说的内容，问了很多关于肉要怎么熏才能那么香，肉质又那么紧实细腻的问题。妈妈在电话那头可开心了，兴致勃勃地跟她介绍了半天。

挂了电话，梁晶忍不住地湿了眼眶。这么多年来，她几乎没有认真地听妈妈说过一次话。她觉得妈妈太爱抱怨，把负面情绪都给了她。事实上，她自己对妈妈，也是无尽的抱怨与抵触。所以，她们之间，怎么也走不近对方。

这一次，她只是说了那么一句"妈妈，您太不容易了"，她放下一切评判，去理解与肯定妈妈。这句轻轻的话，反而化解了压在妈妈心头的沉重与不满。

她第一次去真正地倾听妈妈，去肯定妈妈的价值。这正是妈妈所需要的"认可与关注"。当妈妈得到了，自然而然会停止那些无效的方式：反复地索求。

有时，老人真如小孩一般。

每个人的心里，都住着一个小孩。

（2）权力与控制

对方目的	挑战权力（我说了算）
我的感受	愤怒；被挑战；受到威胁；挫败
我的反应	应战；投降；"你休想逃脱""看我怎么收拾你"
对方回应	变本加厉；屈从但内心不服；看他人生气觉得自己赢了；消极对抗
对方行为背后的信念	只有当我主导、控制或证明没人能管我时，我才有价值感；"你控制不了我"
对方真正想说的是	让我帮忙；给我选择；给我界限；让我自己做决定
我可以这样做	让对方帮忙从而给予正面的权力；提供有限选择（加上"你来决定"）；不要争辩，也不要妥协，温柔而坚定；用行动说明一切；按日常惯例行事；相互尊重，言出必行；允许对方做决定并从错误中学习；制定合理规定并完全按规定执行

梁晶常说她跟妈妈没法住在一起，在一起就吵架。女儿可可刚出生的那几年，正好厂矿效益不好，妈妈提前内退了，帮忙带了几年孩子，她们几乎天天吵架，后来可可上幼儿园，妈妈回老家后，就再也没来长住过。

梁晶喜欢早上洗澡，妈妈会说："早上洗什么澡啊！别人都是晚上洗澡。"梁晶回一句："我什么时候洗澡，也得您管吗？"妈妈说："为什么对我总是这个态度？"

梁晶洗草莓的时候，习惯先把蒂切掉。妈妈一看，就会说她："切掉那么多，太浪费了！用手摘掉就可以了。"梁晶心里愤愤地想："洗草莓也要管！"

晚上，梁晶刚拿出一包瓜子，想嗑嗑瓜子、追追剧放松一下，妈妈马上会说："少吃垃圾食品！"本来心里就有罪恶感，听到妈妈一说，她就爆了："吃包瓜子怎么了！我就吃！"

有一次母女俩逛超市买拖把，梁晶一定要买一个贵点的，说耐用；妈妈一定要买个便宜的，说实惠。两人相持不下，最后妈妈说："你在家里拖地吗？我是家里拖地的人，我还不知道哪个拖把好用吗？"梁晶说："您就是为了省钱，反而又花更多的钱！"……

像这样的小事，多了去了，几乎每天都会发生。比起当时她在家里做女儿时，有过之而无不及。毕竟，那时梁晶觉得自己只能听妈妈的。而现在，她都长大了，自己都当妈了，为什么还要被管着呢！不知道天下的母女是不是都这样，在一起时总吵架，不在一起时又想念。

她希望能跟妈妈走得更近一些，也做过一些努力，告诉自己忍住，不要跟妈妈吵架。可是不管她多退让，妈妈的控制总是无孔不入，什么都要管，什么都不对，什么都得听妈妈的。最后，她们还是以吵一架收场。

梁晶一度觉得跟妈妈的关系不可救药了，她也慢慢接受了这种妈妈在老家，一年回去一两回、平常打打电话的方式。

但上一次电话，让她的心里又燃起了一些希望。每个孩子，都想要无限地靠近自己的父母吧！

一个长假，她带着乐乐回了趟老家。妈妈见到他们很开心，早早地就准备了一冰箱梁晶爱吃的菜，恨不得一天给她吃五顿。这个时候，梁晶是最幸福的，不用上班、不用做家务，享受着做女儿的放松与自在。

但相安无事的时光总是很短暂，到第二天，她们俩就开始为各种小事斗嘴了。妈妈一会儿说梁晶对孩子太娇纵，乐乐要自己吃饭，就让他吃得满地都是；一会儿又说梁晶对孩子管得太严，孩子要玩个摇摇车也不肯，让孩子哭得那么伤心。梁晶心想，反正回家也就四五天，就让她叨叨几句算了。可让梁晶生气的是，妈妈一把就把碗端过来，强行给乐乐喂上了饭。梁晶好不容易把乐乐哄好，走到下一个摇摇车的时候，妈妈二话不说就把乐乐抱进去了。

梁晶忍了一肚子气，在回家的第三天晚上，终于爆发了。缘由不过是给乐乐穿什么衣服睡觉的小问题：梁晶觉得穿少一点睡觉舒服，而且平常在家都是这样穿的；妈妈觉得北方温度低，穿少了万一踢被子会感冒。梁晶反驳，就是因为穿多了热才会踢被子，妈妈说不过了，就会拿出全天下父母最喜欢的话来："你小时候也是这么长大的，现在不是好好的嘛！"

这句话，让梁晶更加生气，她觉得跟妈妈生活在一起，总是有被挑战、被击败的感觉。妈妈总是要事无巨细地控制她，一切必须听妈妈的。

梁晶要么反抗，要么放弃，要么想方设法证明自己是对的、妈妈是错的。但是这样做，并不能让妈妈停止对她的控制，妈妈总是随时随地在跟她说："这样不对，那样不对，你要按我说的做！"

梁晶差一点就要改票提前回家了。她躺在床上，想起跟妈妈相处的点点滴滴，她还能感觉到胸口有一团火焰没有熄灭。她很生气、很愤怒，很想跟妈妈大吵一架，然后再也不回来。她感觉很不好，不知道为什么又回到了老路上。这次回家的目的，本来是想跟妈妈恢复关系，可是，梁晶感觉彼此的不满又多了几分。

胸口的那团火，一直让她难以入睡，直到她突然想起导师说过"感受就像一个雷达，能向你指出'分辨一个人目的'的正确方向"，她的心情才慢慢平静下来。

生气的感受、自己要么放弃要么迎战的行为、妈妈变本加厉继续控制的回应，都指向了妈妈的行为目的是"权力与控制"。

但是，妈妈不会告诉梁晶："你只有听我的话，让我说了算，我才能感觉到你爱我，我才有价值感。"行为背后的信念，是一个人采取行为的原因，自己却往往意识不到。

妈妈只会用事无巨细控制女儿的方式，来达到她的目的。这种方式，让梁晶非常生气，母女俩陷入权力之争中。

觉察到了这些，犹如有一双强有力的手，把梁晶从中拉了出来。她透过这些行为的表面，看到了妈妈实际在说："让我帮忙，给我选择，让我来决定。"

这一直就是妈妈的模式呀！妈妈一直都是通过这种方式，来获得在这个家里的地位。其实，这多么不容易！所有的强势与控制的背后，是妈妈脆弱、恐惧、渴求爱的心。

导师说过，当两个人处于权力之争时，争辩、迎战只会让战争升级。最好的方式就是退出权力之争。但退出不是妥协与放弃，而是温和与坚定地坚持自己的立场。

梁晶知道要做到这一点很难，在她与妈妈的"战争"里，哪怕她没有听妈妈的话，她也从来没有赢过。从年少时的歇斯底里、离家出走、故意对着干，到如今的疏离、忍耐，以及忍耐后的大爆发，最终的结果，都是梁晶投降。

她的内心里，不允许自己反抗妈妈。每次跟妈妈吵架，她都会有一种很强烈的罪恶感，哪怕她的心里很生气、很委屈、很受伤，最后她都会觉得是自己不对。

这一次，她想放下这些道德的约束与内心的恐惧。她看到，妈妈对自己那些无孔不入的控制，一方面是对爱的渴求，另一方面也是对失去的害怕。这种"看见"，让她突然发现，她跟妈妈并不是站在对立面，事情并非只有"谁对谁错""谁输谁赢"。

母女就是这样，虽然晚上吵了一架，但早上起来，家里还是热气腾腾。妈妈在厨房忙碌，早餐很快就会端上桌。

梁晶对着妈妈的背影喊："妈，今天吃什么呀？"

妈妈头也不回地说："没做你的！"

梁晶知道妈妈的套路，说："没做我的，那我就吃您的！"

妈妈端着一盘包子走出来，明显脸绷着笑："死皮赖脸的样子，哪像个当妈的！"

梁晶趁机把包子接过来，说："我在家，我就是女儿！别提我已经当妈了。"

空气中马上充满了其乐融融的气氛。等乐乐起床后，梁晶对妈妈说："妈，我说了今天当女儿，乐乐的早餐您来负责哦！包子让他自己拿手吃，您来喂粥怎么样？"

妈妈说："好，你想怎样就怎样！我不管好吧！"

虽然妈妈的话里带着情绪，但梁晶并不放在心上，说："不不不，您最大，我们都听您的！"

梁晶也有点诧异于自己的"油嘴滑舌"。以前她跟妈妈总是剑拔弩张，别说撒娇了，就是一句服软的话都没说过。但是，当她想着妈妈那些控制的行为背后，其实是在说："让我帮忙，给我选择，让我做主！"她的心里，就变得无比谦卑与温和。很自然地，她也放下了对权力的挑战与追求。除了对抗，她是可以跟妈妈站在一边的！

而且，那一刻她突然发现，她也可以像妹妹那样了！

这是她一直以来特别羡慕妹妹，却又做不到的。

从"倔强"到"撒娇"，这看似小小的一步，她走了30多年！

（3）公正与公平

对方目的	报复（以牙还牙）
我的感受	受伤；失望；难以置信；厌恶
我的反应	惩罚；"你怎么能这样对我？"
对方回应	反击；伤害他人；毁坏物件；以牙还牙；行为升级
对方行为背后的信念	不明白为什么你在意那件事比爱我多；没有归属感，所以当受到伤害时，我也要伤害别人；反正我没人疼、没人爱
对方真正想说的是	我受伤了，请在乎我的感受
我可以这样做	认同对方受伤的感受，"你的行为告诉我，你觉得受到了伤害，能和我谈谈吗？"；避免惩罚与还击；建立信任感；站在对方的角度，倾听对方心声；敞开心扉，补偿过失；让对方明白你的关心；鼓励对方发挥特长

梁晶跟妈妈的"权力之争"，是她在成长过程中，为了证明自己的独立与力量、突出自己的重要性。而在跟许瑞的亲密关系里，

从一开始就是双方主控权的斗争，双方都想改变对方的想法、话语和行为。

但是，毫无意外的，这场战争没有胜负，只会伴随越来越多的失望与沮丧。

这些堆积在心里的感受会慢慢发酵，让争斗演变成一种报复：既然我不能通过正面交锋的方式取得胜利，那么，我就用一种你看不到的方式，获得公正与公平。你伤害了我，我也要伤害你，即便我自己也伤痕累累。

但这些也是"当事人"自己意识不到的，只是一种被动反应，一种认为能够保护自己、获得归属感与价值感的方式。

梁晶不知道自己是结婚多久后，开始有了抱怨的。许瑞不做家务、不带孩子，他的理由是工作忙、压力大，可是他放假在家时也是如此。梁晶跟朋友吐槽，朋友说："你就知足吧！许瑞至少催他，他还是会做一点儿。我家那位，他还嫌你烦，跟你吵。男人都这样，有那点吵架的工夫，不如自己把事情做了，免得把自己气坏了。"

梁晶以前也经常跟许瑞吵架，后来她也不怎么吵了。有时她不断在心里安慰自己："至少他还管女儿的作业，也不错了。"有时她把怨恨潜藏在心里，几天都不给他好脸色看。有时她忍不住，像倒豆子一样的，哗啦啦全倒出来。

她不知道，自己一直在婚姻里，寻找一种叫作"公平"的东西。

一天，公公婆婆都在家带孩子，梁晶约许瑞吃完饭后去散步，他很痛快地答应了。可是，吃完饭后他似乎忘了这件事，直接进了房间，开始打游戏。梁晶看到这一幕，感觉心底最脆弱的那块一下子被击中了，委屈、愤怒、失望、伤心涌上心头。她换好鞋，自己一个人走了出去。

她一边希望许瑞给她打电话追上来，一边又把电话关了机，要他找不到自己。在路上走了快半个小时后，她开了机，一个电话也没有。她的心里掠过一丝悲哀，谈恋爱的时候，矫个情，还会有人配合，如今离家出走，也变成了一个人的独角戏。

她重新关了机，找了一个没人的地方坐下来，尽情地流眼泪。她一边在心里安慰自己，许瑞说不定根本没留意到自己出门了，一边又狠狠地决定："今晚不回去了，让他去担心害怕吧！"可是，另外一个声音又响起："娃怎么办？乐乐一会儿肯定要找妈妈了！"

想到这儿，她擦干眼泪，开始往回走。她在心里自嘲地对自己说："中年女性就不要玩离家出走的游戏了。"回到家，许瑞还在打游戏，看到她，问："我一直在等你叫我呢！还出去散步吗？"梁晶没有理他，回到房间，对着镜子里的自己冷笑了一下，自己痛苦了一场，而对方根本不知道发生了什么，这就是婚姻吗？

许瑞很快也推门进来，开始解释："我真的是在等你叫我！"这句话让梁晶更加生气，因为他一如既往地把责任推到了她身上。

"你的意思是我错了？"梁晶愤愤地说。

"不是，不是，是我错了。我只是想饭后先坐着休息一下，再出门散步比较好。没想到一下玩了这么久，我以为你会叫我的。"

"好的，你怎么样都对。以后我再喊你散步，我不是人！"

"别这么说，我很喜欢跟你一起散步的。我保证，明天吃完饭就跟你走。"

"要散步你自己散去！"

连续一个多星期，梁晶都特意要一个人出去散步，任许瑞在身后喊："等等我啊！"与其说她想要享受一个人散步的安静自在，不如说是享受着这种报复的快乐！回到家，她不跟许瑞吵架，但也不怎么搭理他。

冲突的双方就像站在天平的两端，只要彼此还有感情，当一个人感到伤心的时候，另一个人也是伤心的。

许瑞心里也并不好受，他觉得梁晶小题大做，自己犯一点小错，总是要付出沉痛代价，才能被原谅。他认为夫妻之间是能够互相包容的，她这样做，在乎过自己的感受吗？

几天后，许瑞要出差，自己在房间愤愤地收拾东西。他没有像以往那样，不停地问："老婆，我袜子在哪儿呀？我衬衫在哪儿呀？你帮我装一下牙刷好吗？"

梁晶一边做着手里的事，一边留意房间的声音，她等着许瑞叫她帮忙，又想着要奚落他一番。然而许瑞并没有。他收拾好行李，跟她简单地打个招呼就出门了。

关上门的那一刻，梁晶感觉心一阵刺痛。那是一种让她想要站到许瑞面前，流着泪问"你怎么能这样对我？"的痛。

伤害对方，会减轻自己的痛苦吗？似乎是的。梁晶给了许瑞一刀，许瑞也还给了她一刀。这种冷冰冰的快感，是容易上瘾的。况且，要超脱自己的痛苦需要做很大的努力，而借由报复来转移注意力却很简单。有一句话说："知道你过得不好，我也就舒服多了！"用在处于相互伤害的两个人身上，再恰当不过了。

然而，伤害自己最亲爱的人，只会在痛苦上再添加一层罪恶感。如此雪上加霜，俩人只会陷入报复的循环。

那一刻，梁晶记不起他们之间是否相爱过，许瑞关上门的那一刻，似乎把曾经相爱的点点滴滴都关在了门外。她能想起的，都是他们之间的那些争吵与互相折磨。她的脑海里，又冒出很多一拍两散、玉石俱焚的念头。

这些念头，突然让她惊醒了，这是多么赤裸裸的报复啊！就是这样的一个觉察，像一只手，在她坠往黑暗深渊的时候，突然托举了她一下，把她抛向了光明的方向。

她从对"公正与公平"的执念中挣脱出来，看到了自己当下的感受：很受伤。她也看到了两个人在用怎样的方式不断伤害对方，不断陷入报复的循环。由此，她知道，在这些难以置信的行为背后，其实是一颗受伤的心，在跟对方说："你伤害了我，请在乎我受伤的感受。"

行为是一个多么容易骗人的东西，我们看见的，是对方拿着一把刀刺向你；看不见的，是对方的心里其实也伤痕累累。

这个时候，不要解释、不要讲道理，更不要试图去解决问题。对方最需要的是情感的连接、关系的修复、感受的认同。

当光照进心里，内心的黑暗与伤痛也瞬间消失。梁晶拿起手机，给许瑞发了一条信息：

老公，当你自己收拾好行李，关上门的那一刻，我很受伤。我多么希望我们能像往常一样，带着不舍与微笑告别。但是我知道，那一刻，你也是伤心的。你只是无心之过，我却揪着不放了很多天。我对你生气、冷漠、拒绝，让你感受不到夫妻之间该有的包容、关心、温暖与体贴。我只顾自己的感受，忽视了你的感受，让我们两个人都不好受了。对不起！

发完这条信息，她把手机丢在桌上，走到阳台上想透透气。她既盼望又害怕许瑞的回复，不如先把它搁置一边，眼不见为净。

但是，她的脑子里并没有停止思考。她在想："婚姻里有绝对的公平吗？我付出多少，对方就能回报多少吗？"似乎这是不可能的事情。恋爱的时候，自己心甘情愿地付出，却那么甘之如饴。为何到了婚姻里，成为家人的两个人反而开始斤斤计较呢？

她想起了导师介绍的克里斯多福·孟《亲密关系》这本书中，讲到了亲密关系的四个阶段：刚坠入情网、相互吸引的月晕阶段；"原形毕露"、梦想破碎的幻灭阶段；回归到自我的内省阶段；看清自己本质的启示阶段。

当自己的需求没有得到满足，对对方的改造计划又不起作用时，幻灭就来了。这似乎是最黑暗的时候，曾经相爱的两个人，把最糟糕的一面给了对方。

她从阳台望向远处，夜幕渐渐降临，鳞次栉比的高楼里，一个个窗户开始亮起灯。当她想到，世界那么大，而自己只是处于其中一个小方格里，如此渺小，就悲从中来。然而，"幻灭"又像是一个礼物，让人从幻想与错觉中跳脱出来，回归到自我。在亲密关系里，也常常是这种渺小感驱使她不断去了解真正的自己。

她想，就算这个阶段再难，她也要坚持下去。

晚餐时，许瑞回了信息：

没关系，老婆，夫妻之间吵架是正常的。我也做得不好，是我没把散步的事情放在心上，才玩游戏忘了时间。谢谢你说出了我的感受，我以为我只是生气，你一说我才发现，我确实有受伤的感觉。现在我受伤的心灵极需要安慰，你打算怎么安慰我呀？

梁晶收到这条信息后，笑了。

在亲密关系里，两个人做了很多挣扎与努力，都为寻求一种叫"公正与公平"的东西。然而，公平并不等于平均：我做了饭，你就得洗碗；我赚得多，你就得负责带娃；你不在乎我，我也不在乎你……越是这样追求公平，就会发现越没有公平。

当一个人觉得不公平的时候，比起做出行动的补偿，其实更需要的是被理解、被看见，心与心的连接。当两个人的关系修复了，就能像热恋的时候一样，心甘情愿为对方付出，感觉甘之如饴。

（4）技能和能力

对方目的	自暴自弃（放弃，且不愿别人介入）
我的感受	绝望；不可救药；无助；无能为力
我的反应	放弃；替对方做事；过度帮忙
对方回应	进一步退缩；消极；毫无改进；毫无回应；逃避尝试
对方行为背后的信念	不相信自己能有所归属；不想让别人对自己寄予任何希望；努力也没用，因为我做不好
对方真正想说的是	不要放弃我；让我慢慢进步
我可以这样做	表达对对方能力的信任，关注对方的优点；停止所有的批评，鼓励任何一点点的积极努力；教给对方技能，示范但不代替；将任务分成细小步骤，简化任务；不怜悯、不放弃；鼓励，再鼓励

从刚认识到现在结婚十多年，许瑞一直保持饭后玩游戏的习惯。为此，夫妻俩不知道吵过多少次架。许瑞觉得，这是他唯一的爱好与放松方式，怎么这点自由都不给。

梁晶反驳他："第一，你偶尔玩玩可以，但不能天天玩，而且一玩就什么都不顾。第二，你都快四十岁的人了，该有一点健康的爱好，用玩游戏的时间去运动多好！第三，玩游戏给孩子们带来了非常不好的影响，每次让可可停下游戏，她张口就来：'为什么爸爸可以玩，我就不可以？'第四，我已经给了你足够的自由了，家务我包了，孩子我带了，你既然有时间玩游戏，为什么就不能帮我分担一些事情？"

许瑞有时也会答应改掉游戏上瘾这个毛病，但不出三天又会回到老样子。而且，对于梁晶的唠叨与抱怨，他也免疫了，反正你说你的，我玩我的。

梁晶用尽了各种办法，硬的软的都试过，但是每次都像是用尽了力气出拳，却打在了一堆棉花上一般，对方毫无响应。

她很生气，她觉得许瑞就是故意跟她对着干。后来，她也就放弃了，只在心情实在很糟糕的时候，才找机会去跟他吵一架。

有一天，梁晶突然想到，许瑞的行为目的是什么呢？他是在寻求认可与关注吗？他经常说有了孩子后，我就不管他死活了。还是在挑战权力呢？他说得很清楚，玩游戏是他应享的自由，我无权干涉。还是在报复呢？我有时确实感到挺伤心的，觉得他一点也不在乎我。

她唯独没有想过他的行为目的与技能、能力相关。

她曾经去探索过孩子的行为目的，尤其是可可在学习数学的时候就特别明显。不管她怎么教，发脾气也好，百般耐心也好，但可可总是说："我数学就是学不好！我是不是太笨了？我不想学了，你打死我也学不会，你就别管我了……"最后，梁晶也绝望了，也想要放弃了。

她突然发现，她对许瑞玩游戏这件事跟教可可学数学，是一模一样的反应，都是用尽各种办法，对方却毫无改进，然后只好放弃。

她觉察了一下自己的感受，有生气、有伤心，但最主要的确实是失望与无助！许瑞的行为目的是技能与能力？这是她从来没有想过的。难道他也想过要改掉这个习惯，只是不知道该怎么做吗？

她想起，两年前有一次许瑞跟她说："我把游戏删了！"她很惊讶地问："为什么？"许瑞回答："太浪费时间了，耽误了我好多工作！"梁晶不知道他发生了什么，也没把他的话放心上，反而讽刺他说："这是太阳从西边出来了吗？不出三天，你又会装上的。"这一点，她自己也深有感触，手机上追剧的视频软件，自己也不知道删了多少回。不管她下了多大决心，最后还是装上了。

许瑞果然很快就又装上了游戏，并且一如既往地吃完饭就打开电脑，哪怕有时需要加班到很晚，也要先玩一会儿。他说："这个习惯从我大学刚毕业，一个人租房子时就养成了，十多年了，也改不掉了，就这样吧！"

梁晶发现，对于自己睡前追剧这件事，跟许瑞玩游戏一样，她在心里已经自暴自弃了，想着："我反正改不了，那就这样吧！"而且常常是："反正都这么晚了，再晚一点也无所谓。"

当一个人缺乏技能与能力时，表面上的行为是拒绝帮助，"我放弃了，你也不要管我"。但是没有一个人是不需要归属感与价值感的，没有一个人是真正希望对方放弃自己的。这个人真正想说的是："不要放弃我，要看到我的小进步！我需要鼓励与帮助！"

可可也是一样。数学成绩不好，她自己的内心不知有多无助与沮丧，如果能被看到小进步，知道自己还有能力，对于她来说，就是一束希望之光。

这一点发现，让梁晶兴奋不已。她为了提高可可的数学成绩，看了不少书，请教了不少老师，也耐着性子去教她，但其实，她并没有看到可可内心真正的需求。可可需要的不仅仅是妈妈帮忙解决某个数学问题，更是需要看到"我还能把数学学好"的希望。可可需要帮助，更需要不断地被鼓励！

这一刻，她突然发现，那个在工作上当机立断、在家里说一不二、与朋友谈笑风生、自信十足的许瑞，在摆脱游戏上瘾这件事上，犹如一个孤独、无助的小孩。他需要帮助、鼓励，需要很多很多的支持与爱。梁晶想起曾经在书上看到的一句话："要像爱一个孤儿一样地去爱你的爱人。"当时她把这句话说给许瑞听，他马上故意蹲下来一点，把头埋在她怀里，说："对呀，你就是要这样爱我！"

然而，梁晶自知在这件事情上，她不仅不爱许瑞，而且心中充满了愤恨与评判。哪怕是许瑞主动删掉游戏时，她也是表现出讽刺与不信任。

她在心里发誓："即使他虐我千百遍，我都要待他如初恋。"

她找了一个合适的时间，对许瑞说："我要向你道歉，对于你玩游戏我总是有不满情绪，为此我们吵了很多架。但是，要我忍住不说，我也很难做到。我想跟你讨论一下，怎么样你能玩游戏，而我又不那么生气。"

许瑞说："要完全不玩，我也做不到啊！"

梁晶想了想，说："是的，玩游戏是你的爱好与放松方式。很多人就算不玩游戏，也会看手机、看网络小说、追电视剧。我只是希望你玩游戏时是真的放松，而不是成为一个你想摆脱又摆脱不了的束缚。"

"确实，我玩游戏已经不像以前那样很纯粹地享受了。"许瑞说，"我的脑海里，总有评判的声音：'你怎么又玩，不要玩啦，去陪会儿小孩，明天还有工作呢……'但是我停不下来呀！"

梁晶点点头说："是呀，跟我追剧的感受一模一样呢！不过没关系，你还是可以玩的，能够每周少玩一天，或一天少玩 10 分钟，都是进步，对不对？"

许瑞放松下来，笑着说："你最近又在学什么？有什么阴谋？"

梁晶说："我的阴谋就是温柔地帮助你少玩游戏，而且我保证不发脾气、不生气。"她伸出三根手指，做出保证的姿势，一脸认真的样子。

许瑞笑了："好吧好吧，我只好又勉为其难地当一回试验品，让你检验一下学习效果。"

他们俩制订了第一周的游戏计划，就是比平常少玩一天。正好利用这一天，夫妻俩安排一些特别的活动。而每天，许瑞会有意识地少玩一局，由梁晶来提醒他。

许瑞一开始对这个计划表示怀疑，他说："有一天不玩没关系，但是开始了，就很难停下来，而且如果在兴头上你来催我，我会很烦的。"

"没关系，我保证不会烦你。而且，我们只要进步一点点就好了。"梁晶说。

"我怎么感觉你把我当一个小孩子了？"

"我不是说过嘛，我要像爱一个孤儿一样地爱你。"

夫妻俩说说笑笑了好一会儿。梁晶觉得，就算是最后计划失败，能够这样一起聊聊天，也是很值得的。

有了这样的心态，对于许瑞玩游戏，她有了更多的接纳。

梁晶没有责怪他玩的时间太长了，而是说："今天比昨天少玩了一会儿呢！谢谢你留出时间陪可可写作业，为我分担很多。"不玩的那一天，她会提前安排好活动，有时是夫妻俩出去散步，有时是带两个孩子一起玩儿。

有时许瑞下班回来，她会主动问他："累了吧？要不要玩会儿游戏放松一下？"许瑞觉得这个老婆转变得有点不真实，反复跟她确认："真的可以吗？不要到时又来骂我哦！"

大部分时候，就如许瑞所说的，他一旦开始玩游戏了，就很难停下来。梁晶只是在旁边提醒："老公，一会儿你结束了，就出来跟我们一起玩儿吧！可可写完作业了，乐乐说要爸爸陪他搭房子。"

许瑞其实还是把孩子放在心上的，他说："只是因为有时在家里我显得可有可无，乐乐很少要我陪，辅导可可作业又总被你批评，所以还不如玩游戏。"

听到乐乐点名要爸爸陪，许瑞很快结束了游戏，带着两个孩子玩了起来。

有一天吃完饭，许瑞说："其实游戏也没啥好玩儿的。我以前总觉得带孩子累，现在发现带乐乐玩儿也是很好的放松方式呢！看他跟你说话，听他笑，有时他还会有小诡计，我以前怎么没觉得他那么可爱呀！"

梁晶没有怼他，而是说："爸爸的角色是慢慢进入的，不像妈妈，孩子一出生，就一直抱在怀里。直到两岁左右，孩子才开始自主与妈妈分离。所以，现在乐乐来找你啦！玩游戏的时候，他更需要爸爸，因为他发现爸爸比妈妈会玩多啦！"

许瑞毫不客气地说："这是大实话，我确实还挺会带孩子玩的！"

后来，不管是在许瑞玩游戏，还是可可学数学、自己追剧的事情上，梁晶都坚持"每次只要进步一点点就好"。她看到每个人的小进步，并且积极地鼓励。

她感觉自己的内心拥有了更多的爱与温柔。与过去相比，她不再是停留在头脑层面，想方设法要解决当下的问题，而是从心里真正去看见、接纳与理解对方。其实，这是一种最深厚的爱。

破解行为背后的密码

当一个人感受不到归属感与价值感时，很可能会做出一些不当行为，久而久之，他就形成了用错误的方式来获得归属感与价值感的信念。除非关系中的另一方可以破解其中的密码，去探寻他行为背后的信念到底是什么。

破解行为密码的流程（配合表格查看）：

1. 描述对方引起你消极感受的第一个行为。

2. 辨别与确认你的感受。感受是一个形容词，写下你的一种或多种感受。（第二栏）

3. 描述在这种感受的驱使下，针对对方的行为，你通常会有什么样的反应？这个反应往往是被动的，未经思索的。比如，当对方的目的是为了寻求关注，你的感受往往是很烦躁，在"烦躁"这个感受下，会下意识地、未经思索地采取"提醒、哄骗或是替对方做事情"等行为。（第三栏）

4. 对于你在第三栏所说的和所做的反应，对方通常会有什么回应？（第四栏）

5. 通过以上几条线索，猜测对方的目的（第一栏），并找到相对应的行为背后的信念。（第五栏）

6. 在最后一栏鼓励性的回应中，选出一个或几个建议，来替代第三栏里的被动回应。

对方目的	寻求过度关注（让他人忙个不停或要求特别优待）	挑战权力（我说了算）	报复（以牙还牙）	自暴自弃（放弃，且不愿他人介入）
我的感受	心烦 愤怒 担心 内疚	愤怒 被挑战 受到威胁 挫败	受伤 失望 难以置信 厌恶	绝望 不可救药 无助 无能为力
我的反应	提醒 哄骗 替对方做事	应战 投降 "你休想逃脱" "看我怎么收拾你"	惩罚 "你怎么能这样对我？"	放弃 替对方做事 过度帮忙
对方回应	暂停片刻，但很快回到老样子，或切换成另一种骚扰行为	变本加厉；屈从但内心不服；看他人生气觉得自己赢了；消极对抗	反击；伤害他人；毁坏物件；以牙还牙；行为升级	进一步退缩；消极；无改进；毫无回应；逃避尝试

对方行为背后的信念	只有受人关注或有特殊优待时，才会觉得自己有价值（归属感）；只有让他人为自己忙得团团转时，才能显示自己的重要性	只有当我主导、控制或证明没人能管我时，我才有价值感，"你控制不了我"	不明白为什么你在意那件事比爱我多；没有归属感，所以当受到伤害时，我也要伤害别人；反正我没人爱、没人疼	不相信自己能有所归属；不想让他人对自己寄予任何希望；我无助又无能；努力也没用，因为我做不好
对方真正想说的是	关注我；让我有帮助地参与；让我觉得有用	让我帮忙；给我选择；让我做自己的决定	我受伤了，请在乎我的感受	不要放弃我；让我慢慢进步
我可以这样做	让对方参与一个有用的任务，转移行为；计划在很忙时，"我现在的特别时刻"，期待我们稍后的特别时刻；建立日常惯例；耐心（教对方但不期望他立即学会）；设定无言的信号	让对方帮忙从而给予正面的权力；提供有限选择（加上"你来决定"）；不要争辩也坚定，温柔而坚定；用行动说明一切；按日常惯例行事；相互尊重，言出必行；允许对方做决定并从错误中学习；制定合理规定并完全按规定执行	认同对方受伤的感受，"你的行为告诉我，你觉得受到了伤害，能和我说说吗"；建立信任感，避免惩罚与还击；站在对方的角度，敞开心扉，倾听对方的心声；让对方明白你的关心；鼓励对方发挥特长	表达对对方能力的信任，关注对方的优点，停止所有批评，鼓励任何一点点的积极努力；教给对方技能，示范但不代替，将任务努力分成细小步骤，简化任务；鼓励，怜悯，不放弃，再鼓励

第六章

改善关系，提高感受
爱与表达爱的能力

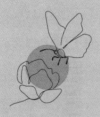

　　在亲密关系中，我们常常抱怨自己"不被爱"。可对方却说："我为你做了这么多！你从来就看不见！"那问题出在哪里呢？

　　其实是因为我们不了解彼此表达爱与感受爱的方式。

— 23 —
不是不相爱，只是用错了方法

原来爱有着不同的语言，因为彼此说着不同的语言，所以爱到达不了对方。

　　每年 9 月，是梁晶公司最忙的时候。有时一个项目跟下来，她 10 多天都没法休息。人在疲劳的时候，情绪也特别容易失控。许瑞主动负责了可可的作业，还承担了一些家务，也处于紧绷状态。许瑞生怕惹怒了梁晶，但也忍不住要抱怨："既然这么累，你又不喜欢，辞了算了，我又不是养不起你。"梁晶听后更加生气，觉得这句话不仅一点没安慰到她，还戳到了她的痛处。

　　她没好气地说："什么问题都是辞职能解决的吗？什么事情你永远都觉得没事，大不了就放弃。可可上课外班太累了，那就不上了。我上班太忙了，也不上了！你身为一家之主，你就是这样做决定的？"她噼里啪啦说了一大堆，把很多不满都一股脑儿倒了出来，全然不顾许瑞在一旁早已拉长了脸。许瑞也觉得很委屈，本来是心疼她，结果却换来一顿骂。

　　但好在夫妻俩没有继续吵下去，那些不满的情绪也淹没在忙碌的生活里。

好不容易盼来了两天休息，梁晶心想："这下我要好好补个觉。"许瑞也如释重负，这下老婆不会像个定时炸弹一样，随时可能爆炸了。那天早上，几乎不下厨房的许瑞，突发奇想要给老婆做一碗营养粥。身为南方人的他，几乎相信，粥是可以治百病的。感冒了喝粥，胃口不好喝粥，疲倦了喝粥，心情不好也喝粥。

许瑞想起小时候，妈妈总是在这些时候，给他端上一碗粥，看着他喝下。这种温暖的感觉一直留在他的记忆里，每次想起，他都觉得自己又回到了小时候，被妈妈的爱包围。

粥煮好后，许瑞尝了一下，味道不错，像极了妈妈的味道。他迫不及待地把梁晶叫醒，梁晶说了一声"不吃！"，翻个身又睡了过去。

许瑞很失望，又很无奈，心想那就让她多睡一会儿吧，可是想着一会儿粥要凉了，还是决定把梁晶喊起来。没有睡醒的梁晶，一边感到心里有暖暖的情意，想要接受并感谢许瑞的好意；一边又觉得很生气，忍不住责备许瑞，好好的周末也不让她睡个好觉。

许瑞听了，一句话也没说就离开了房间。梁晶起来后，自己去厨房煎了个鸡蛋，盛了一小碗粥。说实话，她很不爱喝许瑞煮的牛奶大米粥，觉得口感稠稠的，跟吃米饭没啥区别。她印象里的粥，就是香香的玉米碴子粥，稀稀的，喝到胃里，清清爽爽的。

"好喝吗？"许瑞走过来问。

"好喝。"梁晶淡淡地答。

"好喝那就多喝点儿。"

"要是水可以放多一点就更好喝了。"

"没粮食的时候，才在粥里加很多水。"

"我们北方人喝粥，就是稀稀的，咕噜几口喝下去。"

"我好不容易下次厨，你又开始挑剔了吧！"

"我是真的喜欢喝稀一点的粥。"

"反正以后我再也不给你做早餐了。"

两个人沉浸在各自的情绪里，悄无声息地吵了一架，一个美好的早晨就这么毁了。

在与导师每周一次的反馈中，梁晶把这两件事告诉了导师。导师问她："你有没有想过，许瑞让你辞职和早上给你煮粥，都是他表达爱的方式？"

梁晶说："但是我感受不到。"

导师又问："如果你在当下觉察到了，你当时会做什么？"

梁晶陷入深思："我可能会回应他的爱，会感谢他。"

导师接着说："这是一个关于爱的课题。家庭是我们了解爱的第一场所，我们对爱的大部分的了解，都发生在年龄很小的时候。"

为了让梁晶明白什么是"感受爱、表达爱"，导师给她布置了一个作业，并让她在许瑞愿意的情况下，邀请他一起做。

作业需要回答两个问题：小时候你的父母是怎么向你表达爱

的？小时候你又是怎么向你的父母表达爱的？

看着这两个问题，梁晶一下子不知道怎么回答。她回忆起小时候，首先映入脑海的总是妈妈的抱怨、爸爸的缺席，那个争吵不断的家。父母向她表达过爱吗？肯定有过的。妈妈换着花样给她做好吃的，只要她喜欢的食物，隔三岔五地就出现在餐桌上。妈妈亲手给她做夏天的裙子、冬天的棉袄、春秋的毛衣，她和妹妹总是穿得舒舒服服、漂漂亮亮的。夏天的时候，她会经常拖地来给家里降温；冬天，她把炉火烧得很旺，让家里总是暖暖和和的。妈妈很少像其他人的妈妈那样，会亲昵地叫孩子小名，说好听的话，也很少抱她、亲她，她总是在忙着照顾这个家，以及家里的每一个人。

爸爸很少带梁晶，但是爸爸从来不会忘记她的生日，而且会带她单独出去吃一顿饭，买一件小礼物，或是帮着妈妈做一顿大餐。有时，爸爸还会自己动手给她做一件礼物。逢年过节，爸爸从起床就开始张罗，隆重地庆祝。小时候的梁晶常常想，要是每天都过节就好了，这样爸爸就每天都是一个好爸爸。

她想起小时候，一直都在为讨得父母的欢心而努力。听话、懂事、做家务、带妹妹，这些应该都是她向父母表达爱的方式吧。

梁晶把这两个问题给许瑞看时，他不假思索地就说了很多：生病的时候，妈妈给他煮粥，不断地过来摸摸他的额头、抱抱他。他骑在爸爸的脖子上，在院子里跑来跑去……

许瑞说："最触动我的，是每次犯错他们都会原谅我。我考试考砸了，也不会很严厉地批评我，他们对我很宽容。有很多次，我听到他们跟同事、邻居聊天时表扬我。那时，我感觉心里甜甜的，觉得我爸妈对我真好。我自己向他们表达爱的主要方式，就是努力学习，把成绩搞好。看到他们开心，我也很开心。"

说这些的时候，许瑞的表情慢慢变得温和，眼里也开始发光。他是一个被爱包围的孩子，直到现在也是。他跟父母的关系很好，他的父母也是尽心尽力地对他好。

这就是梁晶和许瑞不同的地方。她花了很多力气才想起那些事；而他轻而易举地说了一大堆，而且对于父母的爱，他毫不怀疑。

都说幸福的童年治愈一生，不幸的童年需要一生治愈。当时她就是被许瑞的积极乐观吸引，在他眼里什么都不是事儿。在梁晶 20 多岁处于人生最迷茫的阶段时，他是多么的有魅力。然而，可悲的是，这个优点如今成了梁晶诟病许瑞的缺点。

导师曾经说过："对方最吸引你的，往往是你自己最缺失的，但并不是你真正认同的。"这句话似乎很透彻地解答了亲密关系里的很多问题。

梁晶还一直保持着与导师的交谈，只是到后期，由一周一次改成了两周一次。梁晶带着自己与许瑞的答案去见导师。

导师用一个表格的方式，把它们放在一起，然后问她："这分别是你们小时候感受爱与表达爱的方式，你有什么发现吗？"

梁晶仔细看了看，说："我发现我跟许瑞感受爱与表达爱的方式是不一样的。像妈妈那样照顾我、为我做很多实际的事情，像爸爸那样安排精心的时刻、给我礼物，是最让我感受到爱的方式。而许瑞，他感受到爱的方式是肯定他、欣赏他、对他宽容，还有摸摸他、抱抱他。"

梁晶突然想起，他们俩刚在一起时，许瑞总是很自然地把手搭在她腰上，让她感觉特别幸福。上班前、下班后，他常常会张开手臂，索要一个拥抱。结婚多年后，他也很喜欢"勾肩搭背"，但梁晶嫌他烦，要么把他的手打下去，要么转身离开。

他俩吵架时，许瑞说得最多的就是："你就喜欢挑剔我、指责我，从来不欣赏我！"梁晶从来不把这句话放在心上，她觉得这不过就是夫妻之间的正常吵架而已，从来没有想过，这是他在说："你不爱我！"

导师说："小时候，父母向我们表达爱的方式，以及我们向父母表达爱的方式，会影响着我们长大后如何感受爱、表达爱。在很多亲密关系里，并不是彼此不相爱，而是一方表达了爱，另一方却感受不到。就像许瑞不想你太辛苦，让你辞职、一早起来给你煮粥，但你不觉得他是在表达爱。"

梁晶特别同意："是的！我真的一点也没感受到。我希望他解决实际的问题，帮我多分担一些家务，认真地带一下孩子，不需要我再去收尾的那种，而不是那句'假大空'的'辞职我养你'！我希望他能了解，那天早上能让我自己安静地睡个够就很好，而不是一早起来煮那碗我压根儿不喜欢喝的粥。"

导师问："那么，你觉得要怎样，他才知道要用你喜欢的方式来爱你呢？"

"我需要告诉他。"梁晶坚定地说。

导师点点头："是的，你既要告诉他自己想要什么方式，也要看到，那些你不喜欢的方式是他在爱你。只有这样，爱才会在你们之间流动起来。"

梁晶想起带乐乐看的一个寓言故事：小白兔和小松鼠是好朋友。小白兔把它最喜欢的胡萝卜，装进精美的篮子里，送给小松鼠。小松鼠收到后，当面表达感谢，但它其实并不开心。小白兔离开后，小松鼠就偷偷地把胡萝卜扔了。当时她问乐乐："小松鼠为什么不开心啊？"两岁的乐乐回答："因为小白兔回家了，没人陪它玩了。它不想要小白兔回家。"

乐乐的回答，让梁晶笑出了声。孩子的视角，总是最真实与独特的。当时她就在想，我们很多人都像小白兔，用自己以为最好的方式去爱别人，却不知道，这并不是对方想要的方式。就像乐乐所想的："你陪我玩儿，比送胡萝卜给我，重要多了！"

导师把那张夫妻俩感受爱与表达爱的表又拿出来，说："夫妻之间出现问题，很大原因是双方说着不同的爱的语言。我们通常把爱的语言分为五种：肯定的言辞、精心的时刻、礼物的馈赠、服务的行动、身体的接触。你妈妈给你做好吃的、为你打毛衣、照顾这个家，这些都是为你付出实际的行动。所以，在你成年后，你也更习惯别人以这种方式向你表达爱。就像你刚刚说的，帮你解决点儿实际的事情，做点家务，带好孩子就行了。比起甜言蜜语，你更喜欢对方以服务的行动来爱你。"

梁晶猛点头："是的，是的！许瑞其实很喜欢说好听的话，我换一个发型，他会连夸好看；饭菜做得好，他也会不遗余力地赞美。朋友们都羡慕我这一点，可是，他说这些话的时候我真没什么感觉。但是，当他在做家务、带孩子、帮我解决一些电脑技术问题的时候，我会感觉到浓浓的爱意。"

导师继续说："你爸爸向你表达爱的方式，是安排精心的时刻、给你送礼物。我想，在你的家庭生活与亲密关系里，你也是比较注重仪式感的，你会重视家里每个人的生日与重要节日。同时，你也希望许瑞能像你爸爸一样，在特别的日子里，安排一些特别的活动，并为你准备礼物吧！"

梁晶觉得导师说得太对了！她突然发现，在注重仪式感这一点上，自己真的跟爸爸很像。然而，许瑞完全不一样。他们家的人甚至不过生日，连过年也没有什么气氛，只是把饭菜做得比平常丰盛一点。刚与许瑞在一起时，她差点因为许瑞忘记她的生日而与他分手，她觉得这就是不爱的表现。

她从来没有想过，原来爱有着不同的语言。因为彼此说着不同的语言，所以爱到达不了对方。

那么，许瑞的爱的语言是什么呢？导师接着说："他更喜欢的是肯定的言辞与身体的接触。他希望你多肯定与鼓励他，就像小时候他的父母一样。他也很喜欢牵手、抚摸、拥抱、亲吻等身体的接触，这也是从小父母爱他的方式。"

说到这儿，梁晶突然想起有一次许瑞生病的情景。在她的记忆里，小时候每次生病，妈妈会让她享受一些优待，比如躺在床上看闲书、看电视，除了给她喝喝水、吃吃东西，不会进来打扰她，更不会像平常一样批评她。当时，在许瑞生病的时候，她跟许瑞说："那你好好休息，有事叫我。"她关上门，把孩子们带开，不让他们吵到许瑞。她觉得，生病的人，有一个安静的空间好好休息，是最重要的。

但是许瑞却觉得很委屈，他向梁晶抱怨他都生病了也不陪陪他。他希望梁晶能一直坐在他旁边，哪怕什么都不做也好。梁晶说："那两个孩子怎么办？"许瑞说："叫他们也来床上陪我啊。"这个提议很快就被梁晶否决了，她说："生病了要好好休息，孩子们会吵到你的。再说，万一传染给孩子们怎么办？"然后，她走开了。

原来，当时的许瑞是真的需要有人陪。因为小时候生病，他的妈妈就是这么做的！

这些发现解开了曾经困扰梁晶多年的困惑与纠结。以前他们吵了很多架，怎么也吵不明白的"乱麻"，如今像是找到了线头，轻轻一拉，都理清了。

"我这是走了多少冤枉路啊！我早点学习就好了。"她忍不住感叹！

导师说："走过的每一步，都是礼物！是那些走过的弯路，让你到达这里。"

梁晶感慨地说："是啊！如果不是经历了那么多痛苦，我就没有这么大的动力走向学习之路。"她回顾这一路的学习，从与内在小孩相遇，到明白如何成为今天的自己，到了解自己，到行为模式，再到如今开始审视"关系"，她是真的有一种被打通的感觉。

她回到家，把导师讲的内容分享给许瑞听。许瑞忍不住点头，说："这有点神奇呢！原来我现在表达爱与感受爱的方式，跟小时候真是一样的。还有，我第一次听到'爱也有语言'的说法。两个人说不同的语言，就像是对牛弹琴、鸡同鸭讲，不仅双方感受不到爱，还很容易吵架！"

男人的解读，简单粗暴，却不失道理。梁晶有时很佩服许瑞，她自己花很多精力与时间也弄不懂的东西，有时仅仅是跟许瑞转述一下，他就能抓到精髓。

她突然想起，许瑞最喜欢的爱的语言是"肯定的言辞"，她赶紧把这份佩服表达了出来。许瑞听了马上笑开了花，一脸嘚瑟地说："那是，你也不想想你老公是谁！"他果然很喜欢听好听的话！想到这儿，梁晶心里掠过一丝悔意："哎，早知道，只要动动嘴皮子的工夫就可以把人家逗那么开心，这些年我那么多活儿都白干了！"

但她的脸上也荡漾着笑容，不由自主地靠在许瑞身上。许瑞很自然地伸出手，环抱着她的腰。这也是许瑞喜欢的方式。

那一刻，她感觉到爱在他们之间流动，心与心靠在了一起。

读懂了对方的爱的语言，并愿意以对方想要的方式去爱他，那么，爱也会流回来。

每天学点心理学

爱的 5 种语言

很多夫妻在恋爱时会非常积极地关注对方的需求并满足对方，让对方有爱的感觉。最开始都是有爱的，因为爱对方才会结婚。可是在结婚以后，尤其是在头两年的荷尔蒙期消失以后，就容易开始忽视对方的需求了。

忽视对方的需求就会给对方一种感受：他／她根本不爱我，或者说我想要的东西他／她为什么从来不给我？心理学家查普曼博士发现，这其实就是"爱的语言不对称"的问题。

所谓爱的语言，是我们怎么才能够感受到爱、怎么去传达爱的方式。以下这个测试，可以帮助我们找出自己的"爱的语言"。

爱的 5 种语言测试

请仔细阅读以下题目，每个题目有 2 个选项，选出一个你觉得更有意义的事情，最后统计获得的 A ～ E 的数目。

1. 我喜欢收到那些称赞我的字条 A

   我喜欢被拥抱 E

2. 我愿意花时间与我认为重要的人单独在一起 B

   当别人给予我实际帮助时，我感觉被爱 D

3. 我愿意收到礼物 C

   我喜欢朋友或亲人的探访 B

4. 当别人给予我帮助时，我感觉被爱 D

   当朋友或亲人抚摸我时（如手搭肩膀、拥抱等），我感觉被爱 E

5. 当我欣赏 / 仰慕的人将手搭在我肩膀时，我感觉被爱 E

   当我欣赏 / 仰慕的人送我礼物时，我感觉被爱 C

6. 我喜欢与我的朋友或者所爱的人到处去旅行 B

   我喜欢与对我特别的朋友牵手或者击掌 E

7. 礼物对我来说很重要 C

   当别人给予我肯定时，我感觉被爱 A

8. 我喜欢靠近那些我喜欢的人 E

   我喜欢听到别人说我美丽 / 英俊 A

9. 我喜欢花时间和我的亲人或者朋友在一起 B

   我喜欢收到朋友或者亲人所送的小礼物 C

10. 言语上的肯定对我来说十分重要 A

    我知道当别人帮助我时，他们是爱我的 D

11. 我喜欢与朋友或者亲人一起做事情 B

    我喜欢听到别人对我说温暖贴心的话 A

12. 对我来说，别人所做的比他们所说的更重要 D

拥抱对我来说让我觉得自己有价值、被看重 E

13. 我珍惜称赞，我也尽量躲避批判 A

我觉得几份不昂贵的礼物比一份很贵重的礼物更值得珍惜 C

14. 当我与朋友或者亲人一起做／讲一些事情时，我感觉我们很亲近 B

当朋友或者亲人触摸我时，我会感觉和他们比较亲近 E

15. 我喜欢别人称赞我的成就 A

当别人为我做一些他们不喜欢做的事情时，我知道那是因为他们爱我 D

16. 当朋友靠近我时，我喜欢他们触碰我 E

我喜欢别人全神贯注地听我说话 B

17. 当朋友或者家人在工作或者其他的事情上帮助我，我会感觉被爱 D

我喜欢收到朋友的礼物 C

18. 我喜欢别人称赞我的外表 A

当别人愿意花时间来明白我的感受时，我会感觉到被爱 B

19. 当一些特别的人触摸我时，我感觉安全 E

当别人愿意为我做事时，我感觉他们爱我 D

20. 我感激他人为我所做的事 D

我喜欢收到对我来说特别的人给我制作的礼物 C

21. 我真的享受他人给予我的那份全神贯注的时刻 B

当他人能为我服务时，我真的感觉很快乐 D

22. 当别人送我生日礼物时，我感觉被爱 C

当别人以肯定的字句（书面／口头）来为我庆祝生日时，我感觉

被爱 A

23. 我知道当他人送我礼物时，他们正想念着我 C

   当别人愿意帮助我分担我需要做的事情时，我感觉被爱 D

24. 当别人耐心听我说话而且不打岔，我会感觉开心 B

   当别人在特别的日子里送我礼物，我会感觉开心 C

25. 我喜欢家人／朋友能在日常的事情上帮助我，以代表他们对我的
   关心 D

   我享受能与家人／朋友去旅行 B

26. 我享受被我亲密的人（家人／朋友等）拥抱或者去拥抱他们 E

   在不是特别的日子里收到礼物能使我兴奋 C

27. 我喜欢听到他人告诉我，他们欣赏我 A

   我喜欢他人在说话时看着我 B

28. 朋友或者家人送的礼物对我来说都非常珍贵 C

   朋友或者亲爱的人碰触我时，我感觉非常好 E

29. 当别人十分热情地为我做事情时，我感觉被爱 D

   当别人对我说他们十分欣赏我时，我感觉被爱 A

30. 我需要每天被触摸（如拥抱、拍拍肩膀）E

   我需要他人每天对我说肯定我的话 A

数一数你的答案，数量最多的是什么呢？那就是你的爱的语言。

A 肯定的言辞　　　B 精心的时刻

C 礼物的馈赠　　　D 服务的行动

E 身体的接触

— 24 —
爱是一个动词，感受不到爱，那就去爱！

"花时间找到对方真正向你表达爱的方式"，导师的这句话，让她想起克里斯多福·孟在《亲密关系》里说的：一个人的努力就足以让婚姻生活变得更好。

其实在上一次与导师的交谈中，梁晶还有一个疑问压在心底没有说出来：她感觉自己是一个感受爱的能力比较差的人，这让她有点难以接受。

成年后，她跟妹妹回忆小时候的情景，妹妹总能如数家珍地说起父母为她们做过的很多小事。妹妹幸福感满满，梁晶却一件也想不起来，就算是记得，她也不觉得这是父母爱她们的表现。

读大学的时候，她交了一个男朋友。室友都说男友对她很好，但是她却感受不到，甚至觉得男友或许是另有所图，并不是爱她这个人。室友给她举了很多男友对她好的例子，但她还是感受不到爱意。后来，男友受不了她的时冷时热，离开了。

她与许瑞刚在一起的时候也是如此。梁晶总是无理取闹地找他吵架，动不动就提分手。现在看来，她当时是要考验许瑞到底爱不爱她。许瑞像一个打不死的"小强"，生完气没过两天，又会回来找她。身边的闺密都跟她说："他是真的很爱你，就别折腾他了！"现在回想起来，她也觉得自己做得特别过分。如果换了别人，估计也被她"整"走了。

她突然很感谢许瑞当年百折不挠的坚持，也突然明白了是什么让他这么百折不挠!

许瑞从小生活在一个有爱的家庭里，他的父母相亲相爱，对孩子也是百般爱护，许瑞从小就习得了感受爱的能力。就算是梁晶百般折磨他，他也总能从中找到积极的一面。

她记得每次吵架后，许瑞回来找她都会说："我知道你那么生气是因为爱我。相爱的两个人，不要因为吵一两次架而错过了！"

当年也才20岁出头的许瑞，真是拥有很多人一辈子都拥有不了的智慧呢!

后来她跟导师说起了这件事，导师说："是这样的，如果一个人从小能感到特别多的爱，长大后感受爱的能力就会更强。相反，从小很少感到爱的孩子，长大后，哪怕有人通过各种方式向他表达爱，他也很难感受到。所以，如果想要培养一个幸福感强、对爱的感受力强的孩子，就要给他很多的爱，通过不同的方式，向他表达爱。"

导师还说："知道了自己与对方分别是以怎样的方式表达爱与感受爱，这些觉察就会像一束光，照进你们彼此的关系里。无论是与父母、与孩子，还是与爱人，都能让你们看到更多的爱在彼此之间流动。同时，对于采取什么方式去更好地爱，也有了更多的选择。

"不管用什么方式，不管感受爱的能力强还是弱，都没有对错之分。只是说，用某种方式，对你而言是最自然的。小时候做的一个决定，可能会影响到今天的你感受不到爱，但是这些只是小时候的决定，只要你愿意，就可以改变。"

梁晶似懂非懂地问："就是说，我感受爱的能力，也可以在后天的练习中增强吗？"

导师肯定的回答，让她内心对于自己的不接纳少了很多。导师还给了她一些行动建议，让她在现实生活中，带着勇气去做功课。

1. 审视

审视自己感受不到爱，或是希望对方向你表达爱的那些时候。看看自己是否在等待对方做一些你父母过去常做，或你自己以前做过的事情，而没有注意到，对方也许正在用自己的方式向你表达爱。

2. 表达

让对方以你最能感受到爱的方式向你表达爱。如果你还是感受不到爱，试着把你的感受说出来，而不是藏在心里。当你向对方表达爱时，如果对方感受不到，也告诉对方："这样做是因为我爱你，这是我表达爱的方式。"

3. 寻找

花时间找到对方真正向你表达爱的方式。

4. 询问

问对方，你表达爱的方式，对方是否感受到了？是否有其他喜欢的方式？

5. 信念

相信爱，像你被爱着并很爱别人那样行事。

每一条，都给了梁晶很大的启发。

在很多关系中，我们常常对"房间里的大象"视而不见，隐藏起自己的情绪与需求，像没事人儿一样地继续生活。"审视"就是停下来看看，发生了什么、问题出在哪里。

就像那天早上的"喝粥事件"，如果没有这些关于各自感受爱与表达爱的发现，夫妻俩各自还会藏着委屈与未被满足的需求继续生活，下一次这样的事情还会继续发生。

这时，特别需要站在不同的位置，去看看对方所做的那些你不喜欢的方式，是不是他在表达爱呢？如果是，不要忘记表达感谢。如果不是，也要恭喜自己，已经能换一个角度看问题啦！

接下来要做的就是"表达"。很多无效的沟通，都是因为不表达或不会表达引起的。梁晶跟很多人一样，觉得"对方理所当然应该知道我想要什么，对方如果不知道，就代表不爱我"，觉得"如果自己主动'乞求'爱，那这样得到的爱还有什么意义？"

要知道，对方不会读心术。你需要什么，只有说出来，对方才会知道。梁晶身边有很多朋友会抱怨老公从来不送花。

老公反驳："当时是你说送花浪费的呀！"

朋友说："哪有女人不喜欢花的呀！"

"那你早说呀！"

"这还用说嘛！你就是不在乎我！"

架就是这么吵起来的，爱就是这么阻断的。

梁晶觉得自己做不到勇敢大方地说出来，但是她决定要尝试一下。她想起导师曾经说过的一句话："如果在某段关系中，你感觉到痛苦，不一定就是对方的问题，一定是自己的方法也有问题。与其痛苦下去，不如换一种方法再尝试一下。"

有一次，她回到家要赶一个工作，乐乐不断地过来打扰。她走到许瑞身边，说："老公，我需要安静地工作半小时，如果你能带一会儿乐乐，我会觉得你很爱我的！"

许瑞做了一个被肉麻到的表情，但还是欣然带乐乐去了。梁晶心想："说出来也没那么难嘛！以往干吗要做个女汉子，什么都扛在自己身上呢！"

她发现"表达"让她心情好了很多，那些压抑与憋屈的情绪没有了，夫妻之间的相处变得轻松简单很多。许瑞开玩笑说："我现在感觉安全多了，你说出来我就知道你要什么了。以前你憋着不说时，就像一个定时炸弹，随时可能爆炸，我每一天都得紧绷与防护着。"

原来许瑞还有这样的血泪史。他曾经也这样抗议过，但那时是带着情绪的，梁晶根本就没有听进去。这次，她是切身体会到了许瑞的感觉。

想到自己的这个变化，她有时会热泪盈眶。能够把心里话说出来，对她来说真的太不容易了。

"花时间找到对方真正向你表达爱的方式"，导师的这句话，让她想起克里斯多福·孟在《亲密关系》里说的：一个人的努力就足以让婚姻生活变得更好。有段时间，她感觉跟许瑞已经走到山穷水尽了，也是这句话，让她鼓起勇气，寻求自我的改变。梁晶心想："只要我相信，他是爱我的，我也是被爱着的，就一定能找到爱的证据。"

一个人的努力，比起两个人的努力当然要艰难很多。如果没有信念的支撑，很容易就会放弃。

"像被爱着并很爱别人那样行事！"导师的这句话也给了她很大的力量与信心。她的脑海里浮现了一幅画面：她在厨房里为家人准备早餐，心无旁骛，不慌不忙，嘴角带着一丝微笑。哪怕她前一天晚上还与老公斗了嘴，跟孩子发了脾气，哪怕牺牲了早晨睡眠的时间，但那一刻，想着一家人围坐在一起吃着早餐，是多么幸福啊！

她也想起许瑞出差回家的时候，不管多累，都会先陪孩子们玩一会儿；想起孩子们刚被训完，转眼就拿着一块饼干要妈妈也咬一口；想起与朋友之间出现误会，她心里很委屈，却还是想办法积极解决。

这就是被爱并很爱别人那样行事啊！

梁晶把这份信念收在心里，不管是否有怀疑，她都决定努力去做到！

她已经没有了最开始对自己感受爱的能力差的忧虑。她给自己创造了一句肯定语："我感觉这样就挺好，对自己有了这些了解，并且理解了自己的做法，真的很好。"

每天学点心理学

感受爱的方法

每个人每天都被两种感觉操纵：一种叫爱，一种叫恐惧。二者必居其一，如果不生活在爱当中，就很有可能生活在恐惧当中。当我们感到被爱的时候，会产生更高级别的生理反应或社会参与行为，比如，会倾向于倾听、合作、做出贡献等。而在恐惧控制我们的时候，身体分泌肾上腺素，会自动让我们感到愤怒、想要逃跑或不知所措（Fight, Flight, Freeze）。这时我们会搜寻非言语的表情和声音，当接收到安全和认可信号时，3F 即被迫终止，我们会因此感到安全和愉快，心灵和思维也将因此处于接纳和开放的状态。感觉被爱是一种强大的体验，它能让人在面对挑战时顶住压力，有助于从困境中复原。

但是"被爱"并不等于"感觉到被爱"。在亲密关系中，一方不辞辛劳满足另一方的物质和智力需求，却经常没能注意到对方的情感需求。就像喝不能解渴的饮料一样，当我们沉浸于追求自己想要的东西，却忽略了我们需要感受的东西时，"更多"就会让人感觉"更少"。

以下几条建议，可以帮助我们感受到更多的爱：

1. 非言语线索常常来得快、去得也快，因此，为了有效地发现它们，我们需要放慢脚步。

2. "感觉到被爱"发生在当下，发生在面对面的时刻。我们看待另一个人的眼神和倾听的方式，以及动作和反应，都会透露出我们的感受，尤其是我们对对方的感受。

3. 如果我们没有感觉到被爱，就很难让别人感觉到被爱。无法与自己建立情感联结的人，也无法与他人建立情感联结。

4. 感受爱与年龄无关。我们永远不会因为年龄大而不能感觉被爱或给予别人爱。

— 25 —
因为相同在一起，因为相异而成长

> 萨提亚说：“人们因为相同在一起，因为相异而成长。”了解、接纳彼此差异的存在，“懂”是最好的爱！

梁晶与许瑞约定了每月两次的二人世界时间。时间充裕的话，他们会去看电影、逛商场、喝咖啡；时间紧张的话，就等孩子们睡着后，在家一起泡泡脚、聊聊天，也挺好的。梁晶对每次的“特殊时光”都特别期待，她会提前安排好活动，确定好时间，然后接下来的每一天都在倒数日子。她负责策划一切，许瑞负责执行。坚持几次下来，他们彼此都感觉到了久违的甜蜜。

然而，慢慢地矛盾也来了。许瑞的工作时间相对自由，自由也意味着不确定，有好几次，许瑞不是让她等，就是最后放她鸽子。他们的约会是这样开始的：

“老公，周五下班我们去看电影吧！”

“好呀，好呀！”

“你确定能去吗？如果没时间，换一天看也可以的。”

“可以，可以！我准时下班！”许瑞把胸脯拍得嘭嘭响。

第二天，她买好电影票，等着许瑞下班回家。距离电影开场还有半小时，他的电话来了："抱歉，我这边有点事，真的走不开。"

一听到这话，梁晶的头就炸了！她说："我明明昨天已经跟你说过，如果没时间，换一天约会也可以！我已经够贤良淑德、通情达理了，对吧！为什么答应好的事，可以随随便便取消呢？信用呢？"

许瑞解释说："真的是有合作伙伴突然造访，我本来以为他聊一下就走的，结果聊了大半天，人家说得兴致勃勃，我也不好意思打断。"

听到这儿，梁晶更生气了，又不是什么急事，可以长话短说或者改天讨论啊！

还有一次，他们俩约好时间，在一个商场里的饭店吃饭。梁晶提前 20 分钟到了，一边悠闲地逛商场，一边等许瑞来。

她问许瑞："到哪儿了？"

"快了，快了！"

"还有多久？"

"15 分钟吧！"许瑞斩钉截铁地回答。

15 分钟过去了，他还没有到。

她打电话，他又说："快了，快了。"

最后，梁晶足足等了他一个小时。她大发雷霆："你直接说要等一个小时不就好了吗？这样我就可以安安心心地逛街等你，不用隔几分钟问你一下！"

"我不是怕你生气嘛！"许瑞还很委屈。

这句话竟然让梁晶无言以对，各种混杂在一起的情绪堵在胸口，像一团火焰在燃烧。她开始歇斯底里，然后转身离开了商场。

还有一次，梁晶大半夜从外地出差回来，许瑞说要来接她。梁晶体贴他，觉得半夜起来也辛苦，自己打车回家就好。许瑞说大晚上的，排队等车挺冷的，执意要来。最后梁晶就答应了。

然而，离下车只有 10 分钟的时候，许瑞打来电话："我刚睡着了，还要我来接你吗？"听到这句话，梁晶一下就爆了："说来的是你，说不来的也是你。你不想来，就别来呀！"许瑞却在那头回答："你不是说也可以不来吗？"梁晶气得挂了电话。

下车的时候，许瑞又不停地给她打电话、发信息，说已经出发了，叫梁晶等他。不知道为什么，梁晶心里的火就是平复不下来，她不知道自己为什么那么生气。后来，她还是坐上了许瑞的车。许瑞说："我不是来了吗？"梁晶回答："但是我的心情完全不一样了！你不来接，我就会准备好自己去打车的心情。你说来接，我也已经准备好了有人来接的心情。你这样一搞，全乱了！"

这样的事情发生得多了，梁晶慢慢地觉察出他们俩各自的行为模式：

她喜欢事先做计划，希望一切都能在自己的掌控中。最容易让她大发雷霆的事，往往是计划有变，局面失去控制。

许瑞不敢拒绝别人，会把梁晶的询问当成请求，一口答应只为让她开心。办公室来了访客，他不敢和对方说自己有约会。明明有事却对她说"快了"，怕她不开心。他的初衷是想照顾每个人的感受。

但是，许瑞不知道，梁晶最害怕未知，最需要清晰可见的安排。所以，许瑞会对她突然情绪失控感到莫名其妙，会觉得"这点儿小事，至于这样吗？"而梁晶也觉得，拒绝别人有那么难吗？

了解是一味良药，让彼此更愿意去理解对方。一人害怕计划打乱，一人害怕拒绝别人。他参与到你的计划中，并不一定是真的愿意。知道了这一点之后，也就对对方的行为不再有那么多抱怨。为了减少矛盾，他们达成了共识：

第一，梁晶不用询问许瑞的意见，免得许瑞为了取悦她而勉强答应。有特别想做的事情，梁晶就直接告诉他。他可以大胆拒绝，梁晶保证不生气。

第二，他们不提前制订约会计划。在两个人都在家的时候，来一场说走就走的约会，这样就大大减少了矛盾的发生。

所以，后来他们约会的打开方式是这样的：

"走，看电影去！看我喜欢的那部。"

"行，听你的。"

"你喜欢的那部电影，今天在视频网站上有了，这样你可以舒舒服服地躺在床上看。"梁晶知道，这是许瑞最享受的方式。

于是，爱提前做计划的梁晶不再失控，不会拒绝人的许瑞不用委屈自己，他们再没有因为约会翻过脸、吵过架。虽然少了一份惊喜和浪漫，但是，却多了一份平静、轻松与舒服。

通过"约会"这件事，梁晶发现自己拥有了更多觉察与自主选择的力量。她还想更多地去了解：每个人的性格类型是怎么来的？当我们感受到"威胁"时，会做出什么反应？怎样避免矛盾再次发生？

导师带领她开启了一段更深的自我探索之旅：去了解一个人"一部分与生俱来、一部分后天形成"的性格类型，以及面对"受到威胁与压力"时，会做出怎样的自动反应。导师把它称作"生活态度取向"，也叫"顶牌"（Top Card）。

这种压力，并不笼统地指我们常说的工作压力、经济压力或精神压力，而是指期待与现实之间的距离，即当你认为"生活应该是什么样"与"生活实际是怎么样"之间有差距时，压力就来了。

比如，约会时梁晶的期待是许瑞按时出现，但现实是许瑞放了她鸽子。期待与现实之间存在很大差距时，她就处于一种压力状态。当一个人在压力状态时，通常会做出一种自我保护、不假思索的下意识反应。这种反应，就像是自动驾驶仪一样，根本不用思考就会出现。

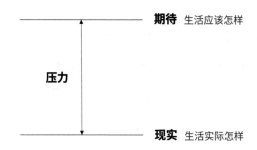

为了帮助梁晶了解自己在压力下的自动反应，即她的"顶牌"，导师给梁晶做了一个好玩儿的测试。亲爱的读者，现在不妨跟着梁晶一起来做如下测试，看结果是否与您所预想的一样。

导师拿出四个盒子，上面分别写着：压力与痛苦、批评与嘲笑、拒绝与争吵、无意义与不重要。导师说："假定你正处于一个状态比较糟糕的时候，或许是工作上晋升无望，或许是孩子的老师打来投诉电话，或许是跟另一半刚吵了一架，或皆而有之。这时，快递员给你送来了四个包裹。这四个包裹里，装的都是你不那么想要的东西，但是你最多只能退回其中一个，其他的三个你都得收下！你最想退回的是什么？不必多想，跟随你的第一感觉，选择你认为最接近的就行。"

梁晶看了一下这四个包裹，感觉都很不好，都想退回去。但如果是自己最不想要的，她几乎是不假思索地选择了"批评与嘲笑"。从小到大，这对她来说，都是最难接受的。

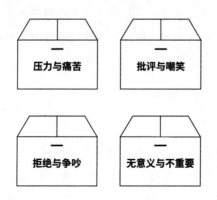

接下来，导师一一给梁晶做了解读，并告诉她："这并不是一个百分百准确的心理测试，只是帮助我们拥有更多的觉察。如果你觉得自己选错了，可以改变，也没关系。"

如果你选择退回的是"无意义与不重要"，那么你的顶牌是"力争优秀"，我们用一个动物——狮子来代替。狮子是草原之王，追求"没有最好，只有更好！"对于狮子型的人来说，他的期待是"我应该是最优秀的，事情应该要做到最好"。但现实中，事情没有最完美，当别人反馈或自己感觉不好时，他的压力就来了：他会否定、批评自己，指责、纠正别人。他要想办法把事情做好，从而承担太多的工作，让自己处于一个永动机的状态，身心疲劳。

如果你选择退回的是"批评与嘲笑"，那么你的顶牌是"控制"，你就像一只老鹰。老鹰在高空盘旋，它要先看清楚整个地形，才会采取行动，没有什么能够逃过老鹰敏锐的眼睛。他的期待是"一切在计划与掌控中，由我说了算"。但现实是，总会有一些突发状况以及别人不听从的情况，这时老鹰就会感受到威胁与压力。他会指责别人、与人争论、引发权力之争，或是选择逃避与拖延，隐藏感受，不积极正面处理问题。

如果你选择退回的是"拒绝与争吵"，那么你的顶牌是"取悦"，代表动物是变色龙。变色龙会随着环境变颜色，他的期待是"生活中，大家都开开心心的"，但现实并不会如此。当别人不开心，哪怕不关自己什么事，变色龙也会感受到压力。这时，他会更加操心别人要什么，而不是自己的需要。他会委曲求全、口是心非，试图解决每一个人的问题，让每一个人都高兴。然而，当他做了很多事情，却没有被"看见"时，他就会开始抱怨、小题大做，并逃避自己的感受。

如果你选择退回的是"压力与痛苦"，那么你的顶牌是"安逸"，代表动物是乌龟。乌龟慢悠悠的，总是把头缩在壳里休息，但急了也会突然伸出头攻击。他的期待就是生活能够慢慢的、稳稳的，按照他的节奏来，不要有人催他。现实是，总会有人催、会赶不上节奏，这时，他的压力就来了。他只愿意做自己能够做好的事，喜欢逃避新体验，选择阻力最小的路，容易半途而废、逃避风险，不会寻求帮助。

导师接着说："在没有压力时，'这些动物'会展现出各种各样的行为，会更多地发挥出性格中的优点和天赋；但在有压力时，所做出的行为则会招致一些问题。在压力状态下，狮子型的人会寻求把事情做对而承担太多，老鹰型会寻求逃避现实并拖延，变色龙型会寻求取悦他人，乌龟型则寻求避免冲突。他们在有压力时的做法，我们称作'打出顶牌'。"

导师再次强调，做这个测试不是给一个人贴上"标签"，而是让我们对自己与周围的人有更多的了解与接纳，在生活中有更多的觉察。

梁晶一边听导师解读，脑子里一边浮现出身边一些人的形象。几乎每一种类型，她都能找到几个典型的人物代表。她发现许瑞几乎符合"取悦型的变色龙"的所有特征。许瑞所做的事是为了让她开心，却忽略了他自己时间不确定的事实，反而造成更大的矛盾。

她自己的顶牌是"控制"。她会提前做好一切计划，希望一切都能在自己的掌控之中，一旦许瑞失约，就意味着计划被打乱，这对她来说是非常严重的事情。在这种压力下，她打出了"控制"这张牌：指责、争论、逃避、生闷气、等着人来哄她。

很多夫妻在压力下，都会各自"打出顶牌"，也就很容易引发矛盾。但是如果在当下能够意识到，对方的行为不是在针对你，而是他在"打出他的顶牌"了，这份觉察就会帮助我们更好地处理当下的情绪与问题。

同时，我们也要觉察到自己在"打出顶牌"，并且告诉自己："这不是很有趣吗？我在打出我的顶牌！"那么，我们就会从事情中抽身出来，以更冷静与理智的眼光去看待这件事情。我们还可以问问自己："我打出我的牌了，我在害怕什么？"如果能了解自己的害怕，或许就能看到另外一种选择。

今天的会面结束后，导师鼓励梁晶，带着这份觉察去生活中实践。

梁晶发现一个很有趣的现象，晚上哄乐乐睡觉时，她与许瑞的方式是不一样的。梁晶的心里有个计划表——9点半睡着，9点上床看书或讲故事，8点半洗澡。如果乐乐8点半还没洗澡，她的心里就开始抓狂，对乐乐催促、命令、批评。她发现自己在打出"控制"的那张牌了！

而许瑞不一样。当乐乐说："爸爸，我要再玩一会儿！"

"好的，最后5分钟哦！"

5分钟后，乐乐又说："我还要玩5分钟！"

"好吧，只玩5分钟了哦！"

再5分钟后，乐乐又提出还要玩儿。

"最最最后5分钟！"许瑞会无限地满足乐乐的要求，因为他在"取悦"，不想因此招致矛盾与争吵。

以往，梁晶看到这个情景，一股无名火就会从心底升起，她不仅会狠狠地把乐乐抱去洗澡，还会顺便把许瑞骂一顿。这时许瑞总是没好气地说："小孩子嘛，想多玩会儿就让他多玩一会儿呗！"听到这句话，梁晶就更加生气了。

现在，当梁晶意识到他们当下是打出了彼此的牌时，她没有那么生气了。相反，她还觉得挺好玩儿的！她想："我在害怕什么？他又在害怕什么呢？"她发现，最终他们的害怕，一个指向了"权力"，一个指向了"技能"。梁晶觉得在家里要有人听她的，她害怕失去一个家长的权威，她需要能够掌控整个局面，她心里才会有安全感；而许瑞在带孩子这件事情上，除了答应孩子的要求，他没有其他办法。

有了这份觉察——了解自己的害怕，他们就从一个"压力下的被动反应"，转换到"没有压力状态下的主动回应"。梁晶放下了她的"控制"，放松下来，倾听乐乐的想法，给乐乐选择的权利。她问乐乐："马上就到我们约定的洗澡时间了，你是想像毛毛虫一样爬过去洗澡呢，还是想像小白兔一样蹦蹦跳跳地过去洗澡呢？你来决定！"没想到，乐乐一下子放下玩具，说："那我就像小白兔一样蹦蹦跳跳地过去吧！"在没有压力的状态下，梁晶其实是一个宽容而平和的人。

而许瑞需要的是跳出自己的舒适区，去尝试一些新的、有效的方式与孩子相处。他陪乐乐玩游戏时，会提前告知："我们一起搭好这个积木，然后我们分头行动。爸爸去把工作完成，你把澡洗好，怎么样？"乐乐也愉快地答应了。许瑞觉得提前告知的办法非常好，能让孩子提前有个心理准备。知道了一些小方法，许瑞在对待孩子时多了一些坚定。

事实上，只要事情对我们有利，没有感觉受到威胁，我们就会发挥性格中的天赋与优势。比如，"控制型"的人，在没有压力的情况下，是一个很好的领导者与危机管理者，组织能力强，不达目的不罢休，能够掌控局面，能做好事情，事情交到他们手里尽可放心。就像梁晶，无论是工作还是家庭，她能把一切事情安排得井井有条。而"取悦型"的人，在没有压力的情况下，对人体贴，考虑周到，愿意妥协，能够看到人和事的积极面。

萨提亚在《新家庭如何塑造人》中提到："人们因为相同在一起，因为相异而成长。"了解、接纳彼此差异的存在，"懂"是最好的爱！

每天学点心理学

完善爱情地图

心理学者约翰·戈特曼和娜恩·西尔弗共著的《幸福的婚姻》一书中提到："爱情地图"指的是大脑中存放所有关于配偶的相关信息的地方，是夫妻间为婚姻制造的大量的认知空间。他们记得对方人生中的重要事件，当配偶世界中的事实或感受发生变化时，也会及时更新这些信息。了解彼此，不仅能产生爱情，还能产生平安度过婚姻风暴的力量，彼此拥有详细的"爱情地图"的夫妻，能更好地处理应激事件和冲突。

这些"爱情地图"紧跟在剧烈的动荡之后，保护着他们的婚姻。夫妻双方习惯不断更新对方的生活琐事，且能专心致志地关注彼此的感受和想法，所以他们不会偏离轨道。

不过，完善"爱情地图"仅仅是幸福婚姻的第一步，两个人还需要培养喜爱和赞美，彼此靠近，且愿意让配偶影响自己，这样在婚姻中双方才都能得到心智的成熟与发展。

第七章

管理情绪，
学会与情绪和谐共处

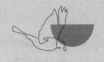

情绪冒出来，朝你挑衅地吐舌也好，张牙舞爪地吓你也好，你要做的就是对它们说："我看见你们了，或许我可以跟你们待一会儿。如果你们不愿意回去，那我们就再多待一会儿。"

"情绪"，是梁晶当时决定一定要开始学习的最重要促成因素。她还记得，跟导师第一次面谈的时候，她说得最多的就是："我太容易发脾气了，我总是控制不了自己的情绪。我只要能改掉这个坏脾气，其他都不算是什么大问题了……"当时，她最想要的就是导师给她开一个方子，上面列着一条条管理情绪的方法，她回去照做就好了。

　　她觉得之前的每一天，似乎都在玩着"打地鼠"的游戏：负面情绪就像一只只地鼠，不停地从洞里冒出来，然后，她想办法把它们打回去。再出来，再打回去。但是，"地鼠"那么多，那么出其不意，她手忙脚乱，最后场面失控。她陷入深深的沮丧与挫败中，任由更多的负面情绪冒出来，她不想管，也管不了了。

　　导师问她："如果真把情绪管理比作打地鼠的话，那你能想到的解决办法是什么呢？"

　　"那就是动作快一点，在它刚冒出个头的时候，就赶紧反应过来。"

　　"你说的就是尽快意识到情绪，意识到之后，赶紧控制好，对吗？"

"好像除了这个方法，也没有其他的了。"梁晶若有所思。

情绪一出来，就把它们打回去，这似乎是我们大多数人管理情绪的方式。但是，刚刚打下这一只，另一只又冒出来了，源源不断，永无止境。我们要怎样才能把那些"地鼠"全部打趴下呢？

不，这不是我们的最终目标与方向。

管理情绪，不是控制情绪，不是在它们冒出来的时候，赶紧把它们打回去。管理情绪，首先是允许情绪的存在，不管是正面的还是负面的情绪，任何一种情绪的存在都是合理的。

其次，当情绪产生时，不是忽略、视而不见，或是想办法压制，而是去看到它们，有意识地觉察它们是怎么来的，在生活中，自己的情绪通常容易卡在什么人、事、物上。然后，非常重要的一点是，学会与它们和谐共处。当情绪冒出来，朝你挑衅地吐舌头也好，张牙舞爪地吓你也好，你要做的就是对它们说："我看见你们了，或许我可以跟你们待一会儿。如果你们肯回去，那是再好不过了；如果你们还不愿意回去，那我们就在一起再多待一会儿。"

再者，与其不停地"打地鼠"，不如从源头上减少"负面情绪"的产生。当一个人的生活中拥有更多正面与积极的情绪，他也会更有智慧与勇气去面对负面情绪。

"真的可以这样吗？这个境界似乎太高了，我做不到。"梁晶不安地说。

"其实，"导师说，"对我来说也不容易。"

梁晶惊奇地看向导师，问："您难道也会有情绪失控的时候吗？"

"当然，我是人，不是神。"导师说，"我也会有负面情绪，也会情绪失控！只是，我觉得自己最大的成长是，当情绪冒出来时，我能够更快地觉察到，不被它们牵着鼻子走。我也能够允许它们在那里，去看到它们，跟它们和平共处，直到它们消失。"

导师对于情绪管理的理解，让梁晶有种恍然大悟的感觉。原来，她与负面情绪一直都是一种对抗的关系。对抗就意味着有输赢，赢的时候，她很开心，觉得自己能够掌控情绪了。但更多的是她输的时候，这时她就会变得无比挫败与沮丧，更多的负面情绪冒出来，掌控她的整个生活，让她输得一败涂地。

"该从哪里开始呢？"

"允许、看见、接纳，与情绪和谐共处。"

"我能做到吗？"

"情绪管理是值得一生学习的功课，你已经开始了。"

"我已经开始了？"

"是的，你已经开始了。"

— 26 —
允许：情绪没有好坏，它会来，也会走

允许情绪的存在，并让情绪指引自己，就可以找到内心真正的需要。

在学习的这段时间里，导师确实没有给梁晶具体的情绪管理方法，甚至也很少专门针对"情绪"展开功课，只是带着她在原生家庭、亲密关系、亲子关系中走了一圈。然而，她发现自己的情绪平和了很多，发脾气的频次比以前要少了。

她有些欣喜，把这个消息告诉了导师，问这是怎么回事。

导师解释说："看上去我们没有直接针对'情绪'做功课，也就是你想要的管理情绪的方法。但是，我们之前做的所有功课——与内在小孩相遇，了解自己如何成为今天的自己，有什么样的行为模式，在压力状态下会做出什么反应……其实，都是在帮助我们更好地觉察并接纳情绪。这就是为什么我没有教你管理情绪的方法，但是你发现自己变得平和的原因。

"未知最容易让人产生恐惧。一个人痛恨自己为什么容易发脾气，却总是没法改正，是因为很多情况下，他并不知道这些情绪到底是怎么触发的。很多时候，惹你生气的并不是对面那个人、当下

那件事，而是源自内心深处的恐惧，就如《拥抱你的内在小孩》这本书说的，是儿时未被妥善处理的事情。

"想一想，你在辅导可可写作业时，她的一个挑衅的眼神为什么会让你大发雷霆？是因为那个10岁的女孩子真的那么可恶吗？或许并不是，你生气的可能是当年自己作为一个孩子时，也被人这样对待过。那时的你无法反抗，那种压抑的感受会藏在心里，当现在出现类似的事情时，就突然'跳'了出来！

"所以，这时管理情绪的具体方法，比如深呼吸、积极暂停等，会在当下有一些帮助，减少伤害的产生。但是当类似的事情再发生时，你还是如同被蒙在鼓里，情绪很容易再次爆发。这就是为什么学了方法，还是没法'控制'情绪的原因。很多人是在'控制'情绪，想强行把不好的情绪压制下去，告诉自己不能生气、不要太悲伤、不要这么沮丧……但是，这些压抑的情绪会一直留在身体里。比愤怒更可怕的，其实反而是忍住愤怒。时间久了，它会以更具破坏性的方式爆发出来。

"而觉察就如一盏灯，让人看清整个来龙去脉：知道情绪为何而来，看到情绪在那里，有的是高兴、兴奋、激动等正面情绪，也有的是生气、悲伤、恐惧、沮丧等负面情绪。它们会来，它们也会走。你都能看到它们，你允许它们存在，你就能成为情绪的主人，它们会愿意听你的。"

确实如导师所说，这段时间梁晶之所以情绪平和了很多，是因为感觉自己不是在一个黑屋子里瞎摸乱撞了。她明白了自己的情绪从哪里来，也知道自己最容易卡在哪个点上，她会特别留意，也允许自己慢慢来。她也能更多地去看到老公、孩子、父母。对于以前那些最容易引爆她的东西，现在她的心里有了更多的接纳与包容。

对于情绪，她给了自己一个"咒语"，那就是"允许"。当情绪来时，她在心里默念这两个字——"允许"。

她允许自己有好的情绪，并且尽情享受。她从小就被教育，一个女孩子不要太"喜形于色"，就算是很高兴，也不要表露出来，甚至"高兴就等同于骄傲"。有一次她考试出人意料地好，高兴得一路跑回家，第一时间拿着成绩单给爸爸看。结果爸爸跟她说："不要高兴得太早了，骄傲使人落后，你这次只是碰运气而已，下次继续努力！"她感觉自己就像是一个饱满的气球，突然一下子被扎了一针，瞬间泄气了。

后来，她发现自己很难淋漓尽致地享受快乐。在一群人的狂欢中，她看到别人都投入地跳着笑着，自己却很快就落寞下来。在一个人的喜悦中，她也有意识地克制自己，很难享受当下。她似乎总在担心，下一秒快乐就会消失，不好的事情就会发生。

现在，一个简单的"允许"，突然让她放下了那些担心与顾虑，她愿意去尝试，尽情感受与拥抱那些属于自己的快乐。

有一天，梁晶下班回家走在路上，那时天色还有点早，傍晚的风温柔地吹在她身上，她想着最近的工作、生活都挺顺利的，说不定婆婆已经做好了一桌饭菜，两个可爱的孩子也在等着自己，竟情不自禁地像个孩子一样脚步轻快地跳了起来。一开始，她下意识地看了一下四周，收敛了一下，甚至耳边响起了妈妈的声音："这么大了，还没一个正经样儿。"但很快，她就想："我现在就是很开心，我就是要这样走。"她没有在意周围的眼光，跳着、跑着，尽情地表达了自己的快乐，感觉如此畅快。

她也允许自己有不好的情绪，并且告诉自己："任何情绪的存在都是合理的，每个人都拥有情绪自由的权利。"

小时候，她不能害怕，不能哭，不能生气，甚至也不能伤心。妈妈会对她说："别哭了！你看别人都在看着你！""有什么好害怕的，开着灯，我们就睡在隔壁，赶紧睡！""你生气有什么用呢？你再生气也没办法把糖变回来啊！"……以至于长大以后，她只要负面情绪一出来，第一反应就是自我攻击："我怎么又这样了！我不应该这样！我得赶紧停下来！"但结果是更多的负面情绪席卷而来。

她对父母从来是"报喜不报忧"，因为"报忧"不会让她得到安慰与理解，只会有没完没了的、压根儿她不想要的讲道理、提建议以及指责、批评。所以，她习惯不断地把越来越多的负面情绪藏在心里。

成为妈妈后，她对孩子也沿袭了父母对她的方式，当孩子有负面情绪的时候，她不是去理解与接纳他们的情绪，而是下意识地讲道理、提建议，甚至因此发脾气，告诫孩子不准生气、不准哭、不能伤心！

她以为自己了解与理解孩子，可孩子却认为妈妈并不了解自己。可可经常委屈地朝她大喊："你一点儿也不在乎我的感受！"可可很多事情不愿意跟妈妈说。

她常常觉得很挫败和沮丧，越是这样，她越是容易发脾气。发过脾气后，她又是深深的内疚与自责，然后陷入更糟糕的情绪中。她感觉自己的负面情绪就像一个雪球，越滚越大，越滚越大，最后又像一团乱七八糟的毛线一般，绕在一起，怎么也解不开。

后来经过跟导师的学习，梁晶开始刻意地去练习"允许"，她轻轻地对自己说"允许"。当她允许负面情绪的存在，这些情绪就没有再蔓延开，没有变得更复杂与严重。"允许"这两个字，如同一双温柔的手，把她心里的波澜轻轻抚平。

并且，她开始去感受它们，让它们带给自己一些指引。她发现，情绪变成了一种能量与信号，在自身观念、身心健康、行为习惯，甚至是身体状况上，给她一些提醒。

当她经常感到"疲倦"，是在提醒她身体需要休息或者有疾病；孩子让她感觉"头疼、痛苦"，是在提醒她养育孩子的方式可能出了问题；常常在某件事情上感觉"愤怒"，是在提醒她需要停下来审视一下：是事情本身的原因，还是源自儿时未被处理的问题？

把情绪当成一种信号，让她把关注点放在"我可以做些什么"上，而不是开始进行自我攻击或是抱怨他人。当情绪来时，她没那么害怕与抗拒了。更多的时候，她会告诉自己："有这些情绪是可以的，偶然有失控的时候也是可以的。"

允许情绪的存在，并让情绪指引自己，可以找到内心真正的需要。把情绪当成一个朋友，当它来了，轻轻地说一声："哦，你来了！"

每天学点心理学

习得性控制

习得性控制是与习得性无助相对应的心理状态与行为，是指我们在生活中，学会了控制这件事，导致遇到任何事情，第一反应就是去控制它。比如，当负面情绪出现时，必须第一时间清除，心情不好要赶紧想办法好起来。总之，不能接受自己处于负面情绪状态。这样导致的结果是，解决方法反而变成了问题。就如身上痒了就赶紧挠，"挠"这个解决方法反而会把皮肤抓破，导致发炎、结痂，比"痒"本身这个问题严重得多。

我们生活中大量的烦恼，其实不是事情本身带来的烦恼，而是我们对这个事情的应对方式带来了大量的烦恼。对于负面情绪的过度反应、控制，导致了更多负面情绪的产生。

出现负面情绪的时候，去感受它的存在，与它待一会儿，不把它当成多大的事。情绪本身没有好坏，"不开心"可能更是生活的常态。

— 27 —
看见：打开情绪交织的"毛线团"

去直面那些情绪。当很多情绪交织在一起的时候，抽丝剥茧地把它们拉出来，然后，找到情绪背后一个个未被满足的需求。

跟身边很多朋友一样，梁晶的情绪也会"间歇性发作"。有一段时间她会觉得精神不错，内心充满喜悦；有时又陷入一段时间的低沉、抑郁中。她发现，如果只是单纯的某一种情绪，比如生气或是伤心，她还有能力去应对，而且这种情绪也容易消失。但是，当很多种情绪交织在一起的时候，她会有一种特别的无力感，就像是掉入了一张巨大的网中，她不知道自己可以做些什么，越是挣扎，越是沦陷。

这种情况不久前发生过一次。有一天，她在可可的本子上发现这样一句话："人活着有什么意义呢？还不如死了。"当时，她感觉天旋地转，不知道自己是怎么走出可可的房间，又是怎么来到客厅沙发上坐下的。她的脑子里冒出了很多念头，每一个念头都很乱，从四面八方撞击着她。她感觉有一团乱麻堵在胸口，让她快要窒息了。

她想把这件事情告诉出差的老公，但犹豫了一下，又觉得告诉他也没什么用，徒增他的担心。她想等可可放学回来，第一时间问问这句话什么意思，又怕找不到合适的方式，反而带来更大的伤害。她安慰自己，或许这是可可随便写的一句话，没有实质的意义。但她又想，既然写了，那一定是动过这个念头，这可怎么办呢？

她突然感到一种很强烈的情绪涌上来，她不知道具体是什么，这是她以前很少有过的感觉，以至于引起了身体上的不适。她突然感觉半边身子僵硬，使不上劲来。

后来，她跟导师约了咨询。

她现在见导师的频次比以前少了，以前一周或两周一次，经过一年的学习，现在保持一个月一次的节奏。她也很少因为临时有事约导师，如果遇到事情，她会先想办法自己解决。她与导师保持着一种很健康的信任和独立的关系，这也是导师一开始跟她说的："我们的咨询是帮助你走向独立，而非依赖于我。"导师给予她的不是解决问题的方法，而是引导她自己去找到答案。

可可的这件事情，梁晶觉得她最终是可以处理好的。但是，她特别需要导师帮助她梳理这些情绪。

咨询那天，她把当时的情绪感受告诉了导师，导师说："你有没有发现，其实你对情绪的感受能力越来越强了。你不仅能够觉察到自己的情绪，还意识到了情绪带给身体的反应，其实这些都是进步。"

梁晶很享受每次与导师会面的时间，导师总是能够非常细致而精准地找到她做得好的地方，这是她自己都不曾发现，但是一想又确实是这样的地方。

导师转身从柜子里拿出一团缠绕在一起的毛线团，问她："你看到有什么感觉？"

"着急，烦躁，郁闷，焦虑，生气，乱……"

"当你有这些情绪的时候，你会做什么？"

"我什么也不想做，什么也做不了。我想拆开它，但是我无从下手。"

"你之前说，有时你的负面情绪就像一团乱七八糟的毛线一般，绕在一起，怎么也打不开。看，是不是就是这个样子？"

梁晶点点头，说："是的，那天我看到可可写的那句话，就是这种感觉。心乱如麻，但是不知道自己能干啥。"

"你现在闭上眼睛，"导师说，"如果你从这团毛线中，找到一根根线头，然后抽丝剥茧地把这团毛线一根根拆开，平整地摆在你面前，你会是什么感觉？"

"那太好了，我会很平静、很喜悦。"

"那现在，我们也以这样的方式，来把你的情绪理一理。"导师接着问："当你看到可可写的那句话，你有哪些感觉？"

梁晶仔细想了想："担心、害怕、恐惧，我想到了最可怕的事情。也有自责、愧疚、心疼、痛苦，我觉得对可可的关心不够。她该有多痛苦，才会写出这句话呢？而我竟然一点也没觉察到。我也很生气、烦躁、郁闷、失望、沮丧……我没有尽到一个母亲的责任，我不是一个好妈妈。"

导师说："每一个负面情绪的背后，往往有一个未被满足的需求。现在，你试着去找一找，每一个单独的情绪背后，需求是什么？"

她如同拉线头一般，把一个个单独的情绪拉出来，然后再去思考这个情绪背后的需求。

担心、害怕、恐惧背后的需求，是她要确保孩子的安全，让孩子不会做出放弃生命这样的傻事。

自责、愧疚背后的需求，是她之前对待孩子的方式能得到原谅或是认可。

心疼、痛苦背后的需求，是她能为孩子分担痛苦。

导师欣慰地说："现在看到这些需求后，对于如何'拆开这个情绪毛线团'，你有头绪了吗？"

她点点头。她看着笔记本上，那团情绪毛线团的四周，被自己整理出来的一个个情绪，再看看情绪背后的需求，有一种久未有过的轻松。噢！原来，这就是整理情绪！

情绪的毛线团

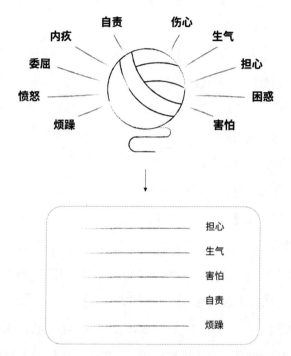

这跟自己以往的处理方式不一样。过去，当她感觉生活一团乱麻的时候，要么是逃避，不去看它们；要么恨不得"快刀斩乱麻"，想把这些情绪抑制下去。结果可想而知，这些情绪并没有消失，而是在某一个时机，以更强烈的方式冒出来。

今天，她学会了去直面那些情绪。当很多情绪交织在一起的时候，抽丝剥茧地把它们拉出来，然后，找到情绪背后一个个未被满足的需求。

当这些需求被找出来后，那些强烈的情绪会慢慢缓和下来。因为一个棘手的大难题，现在被拆解成了一个个小问题。而这些小问题，是她可以着手去做的事情！

在那个周末，她找了一个合适的时间，跟可可进行了一场谈话。

"妈妈看到你本子上的那句话了。"

"我就说你这几天怎么不对劲，对我客气了很多。"可可说。

"你可以说说是怎么回事吗？"

"没什么，就是一时的感叹呀！"

"是什么情况下的感叹呢？"

可可打开话匣子，说了起来："就是那天回到家，想想有那么多作业要写，有那么多考试要考，可是再怎么努力，我都觉得考不好。有时真的觉得自己太笨了，就觉得特别没意思。但是，妈，我不会去死的，放心吧！就是写着玩的。"

她拉过可可的手，说："听你这么说，妈妈真的很心疼，也很自责，想到你经历了这么难熬的时候，我却没发现。你可以原谅妈妈吗？"

可可点点头。

梁晶继续说："我也松了一口气。你知道我当时有多担心和害怕吗？这是我和你爸爸都最不能承受的事情。你要知道，任何时候，你还有爸爸妈妈，我们是你的坚强后盾，遇到问题我们一起解决！答应我，以后永远也不要有这个念头了！"

可可点点头说："知道了。"母女俩紧紧地拥抱了一下。

这场谈话后，这些天笼罩在梁晶头顶的那团阴霾才逐渐散去，她与可可的关系也亲密了很多。可可愿意找她聊天，她也能放下指责与评判，用心地听孩子说。她想起导师说的话："我们没法左右孩子的命运，但是我们能为孩子做的，永远比我们想象的要多得多！"而孩子最需要的，是被倾听、被看见，让孩子知道只要他们需要，爸爸妈妈就会在身边。

很巧的是，不久前她带儿子乐乐去图书馆，正好看到了一本与"情绪毛线团"很相像的绘本——《我的情绪小怪兽》（明天出版社 2017 年版）。故事讲的是：一只混合了各种颜色的情绪小怪兽心情乱乱的，原来它是把不同的情绪混在了一起。黄色是快乐，蓝色是伤心，红色是生气，黑色是害怕，绿色是平静……在朋友的帮助下，它终于把不同的情绪整理好了。它把不同的情绪装在不同的瓶子里，它的心情也跟着好了起来。

梁晶很是感慨，在自己的成长过程中，情绪何曾被看见过，更别说被接纳了。而现在的孩子在这么小的时候，就能够通过这些优秀的绘本，学习情绪的觉察与识别。在充满诗意的文字与艺术气息浓烈的画面中，自然而然地去认识那些基本情绪，得到有效的陪伴与疏导，这会是他们生活中多么强大的力量！

可可也很喜欢这本书，她说，以前不知道，心情乱七八糟的时候，其实就像是打翻了瓶子，让各种颜色混在了一起，现在她也知道如何整理情绪了。许瑞也说，无论是毛线团，还是颜色瓶，比喻都很形象生动。梁晶很开心，全家在"情绪"这堂课上，都有了新的学习，都知道了要去看见情绪、整理情绪。

从一个人的学习，到在这么短的时间内，一家人一起学习，这是梁晶所没有料到的。这让她感觉到一股前所未有的力量，她对未来的日子充满了信心与希望。

每天学点心理学

第三选择

面对任何问题，普通人都会产生两种选择：打，或者逃；我赢，或者你赢；反抗，或者忍受；成功，或者失败；支持，或者反对……诸如此类。只有两种选择的思维方式，为这个世界带来了大量的纷争和成本。我们每天都在忙于说服别人，打败别人，讨好别人或者教育别人。为什么不试试第三选择呢？我们协同，一起达成一个更好的结局。创造协同的四个步骤是：询问、界定、创造、达成。

询问：问对方"你愿意寻找一种更好的解决方案吗？"

界定：把双方所需要的更好的基本条件都列举出来。

创造：双方共同努力，去探索和创造一个可以达成界定条件的第三选择。

达成：当形成真正的第三选择时，协同各方会群情激奋，达成共识。

— 28 —

感受：在刺激与反应之间，暂停一会儿

知道自己"要的是什么"，你可能就不会那么盲目生气，而是促使你在生活中做出改变，拥有自主选择的力量。

奥地利著名心理学家维克多·弗兰克尔曾经说过这样一句话：在刺激和反应之间，有一个空间，在那个空间中，我们有力量选择自己的反应。

看见与感受情绪，其实就是到了那个空间里，让自己暂停下来，并做出积极主动的反应。

很多时候，我们面对刺激，是直接做出被动反应的。比如孩子没写作业，我们直接提高了音量，对他大喊大叫。这时的反应是被动的、未经思考的，这时的感受也是被忽略的。

如果在当下，孩子没写作业，先不急于做出反应，而是来到那个空间，感受一下自己的情绪："我现在很生气，也很失望。"

那么，你的情绪，其实在当下，就已经缓和了很多。然后可以问自己："比起生气与失望的感受，我更希望当下有一个什么样的感受？"相信没有人不希望能够更加冷静与平和。情绪是可以被我

们所用的，因为情绪拥有巨大的能量，会指引我们采取相应的行为。在平和的情绪下，我们会更趋向于冷静、理智，发挥出智慧与经验；在生气的情绪下，往往是冲动、报复、破坏、毁灭。

我们都知道在情绪失控下行事是多么不好，然而难题是，知道自己很生气，但是平和不下来。

一次"作业风波"后，梁晶去找导师，她说："我一看到时间过去一个小时了，可可的作业才写了几个字，火就来了！我觉察到了我的情绪，积极暂停，离开她的房间，站在阳台上深呼吸。但是，火就是降不下来！我好想重新'杀'回去。"

导师告诉梁晶："去看见情绪，并感受它。"

"我已经看到了，就是很生气！"

"去真正地看见。发挥你的想象力，去感受它在你身体的哪个部位，是什么样子的，它的颜色、大小、密度、强烈度是什么样的。"

梁晶深呼吸了几次，静下心来，闭上眼睛，去感受这个生气的情绪。她能感觉到它就在胸口，像一团火在燃烧。它有一个柚子那么大，是红色的，密密的火苗烧得很旺。

导师问她："如果用 1 到 10 来分级，10 最高，它有多强烈？"

梁晶想了想："8。"

导师再问她："如果再回到写作业那个场景，你有一根魔法棒，可以改变其中的任何事情，你会怎样改变它？"

梁晶闭上眼睛，想了想，说："我希望，一个小时过后，我去看她，她坐得端端正正的，正在认真写作业。而且大部分作业都写好了，又工整又准确……如果真是这样就太好了！"

导师慢慢引导她，说："现在你跟着我的引导，用心去感受一下这个场景：在跟她约定好的一个小时后，你来到她的身后。你看到，她正如你刚刚所期待的那样，端端正正地坐着，认认真真地写着作业，你还看到，她大部分作业都写好了，又工整又准确……"

梁晶的脸上浮现出笑容，她说："这种感觉太好了！我很欣慰，很轻松。"

导师继续引导，说："现在回忆你小时候的时光，越久远越好。想到小时候的一件往事，这件事情给你的感受可能跟刚刚的感受一样，也可能不一样，都没关系。只要是第一时间从你脑子里跳出来的，都可以。"

导师的话刚说完，梁晶突然想起小时候的一件事，她说："大概是八九岁那一年，爸爸本来答应早点下班回来，带我去公园坐飞机。可是，等到吃完饭了，他还没有回来。最后，爸爸回来了，反而骂我就知道玩儿，不体贴他一天有多忙。那一刻我非常委屈、生气，自己躲在房间里哭了很久。"

导师问她："如果你那时也有一根魔法棒，你会怎样改变那个场景呢？"

梁晶闭上眼，说："我希望爸爸在约定的时间回来，带我去了公园。我和他一起坐在飞机上，飞上飞下。音乐响了很久，一直没有停下来。我笑得很开心，爸爸看着我也很开心。"一想起那个场景，她的嘴角扬起了笑容。这是她童年记忆里少有的美好时光，每次幻想到这里，都忍不住沉浸其中。

这时，导师问她："现在，再来看看因为可可写作业而生气的这个感受，它的大小、颜色、密度、强烈度有什么变化？"

梁晶感受到，"生气"这个感受还是有，它还在胸口处，但是火苗没那么旺了，火团也小了，强烈程度也降到了5。

她觉得很神奇，为什么只是去"看见并感受"它，情绪就能得到缓解呢？

导师解释说："刚刚对你的引导，其实有点像是一种催眠。通过魔法棒的方式，去满足你曾经未被满足的需求，让你的情绪得以缓解和放松。'假装拥有'，也可以让我们体会到'拥有'的感觉，帮助我们跳出一些限定性的思维，去体会曾经有过的成就感、开心等好的感觉。就像是搭了一座彩虹桥，帮助我们从挫败的、愧疚的一端，走到了好的另一端。

"我们已经知道了，每一个情绪的背后，都有一个未被满足的需求。而使用魔法棒会让你看到，你的需求是什么。在可可写作业这件事情中，你的需求是'她能自己又快又好地完成作业'，你希望孩子有所改变。而在那段童年记忆中，你的需求是'爸爸能够在约定的时间回来，带你去公园玩'。当你知道自己'要的是什么'，你可能就不会那么盲目生气了，而是促使你在生活中做出改变，拥有自主选择的力量。"

"所以，"导师接着说，"回到刺激与反应之间的那个空间，看到自己的情绪，停下来问问自己：'我需要什么？我可以做什么？'"

关于可可写作业这件事，梁晶在她的笔记本上逐一写下了自己的思考：

当我看到可可写作业不认真、拖拉时，我感到很生气。这时，我会对她大喊大叫、命令她赶紧写，然后摔门离开。

我更希望，当下的感觉是平和的。那么，我可以告诉她："妈妈希望你能够自己又快又好地写完作业。我看出来你似乎遇到了困难，我半个小时后可以把饭做好，你先把会做的做完。吃完饭后，我们一起来完成不会做的部分好吗？"

第二天，写作业的事情还是同样发生了。梁晶还是感到很生气，她觉察到了，并且停下来，跟自己说"允许"。是的，我们是可以有生气的情绪的！

然后，她闭上眼睛，去看见"生气"这个情绪，在她身体的哪个部位，是什么样子的。按照导师的方式，使用魔法棒给自己做了一个放松与催眠。仅仅是几分钟时间，她感觉情绪平和了很多。然后，她走到可可身边，跟可可说了昨天她想好的话。

可可像是同意，又像是挑衅地说："那我就把数学留到最后做！"

梁晶的心里咯噔了一下，"数学"对于她们来说，都是个大难题。想着即将到来的"风雨"，她心里有一丝丝的担心，也有一丝丝的期待。

她觉得自己不再那么害怕冲突了，也不那么担心自己情绪会失控。经过了对情绪的看见、感受，以及对情绪背后需求的探索，她感觉自己对于生活有了掌控感。这种掌控感，让她面对生活，以及生活中的各个角色，更加自信了。

这是她意想不到的，但这又是必然的收获。学习与成长，一定是从自我否定甚至自我憎恨，走向自我肯定与自我疼惜。这就是一种自信，相信自己，喜欢自己，照顾好自己。

每天学点心理学

感受情绪

你能猜出一种情绪的自然寿命是多久吗？从它出现到消失，会持续多长时间？答案是：90秒！这个结果让人震惊，因为我们一直认为，情绪一旦出现，就会久久逗留，很难离开。事实是，只有当我们不为已经熊熊燃烧的情绪再添加燃料时，它才会平息下来。

提醒自己，如果你能轻轻地把注意力集中在身体或呼吸上，这种强烈的情绪风暴只会持续 90 秒！

在感受到强烈的负面情绪时，尽你所能，做几次长长的深呼吸，放松身体，把注意力集中在呼吸上。让自己沉浸在吸气与呼气的感觉中，并让它给你支撑和力量。

与其去抵制情绪，不如感受你在接受它。允许自己去面对和感受情绪，越是保持觉察和冷静，情绪暴风雨会越快过去。

— 29 —
表达：为情绪找一个出口

告诉对方："我很愤怒，因为……，我希望……"把感受与需求说出来，是一种简单但有效的缓解愤怒的方式。

梁晶跟许瑞分享了自己在管理情绪上的心得，许瑞表示不同意，他觉得自己面对情绪是无能为力的，即使觉察到了情绪也没用。他的情绪一旦失控，就像洪水猛兽，仅靠一己之力根本无法抵挡。他还举了一些例子来佐证他的观点。他说："每次发脾气，都是把全套动作完成后，然后自己慢慢把气消下来，没有哪一次能够中间被

'截胡'的。"他还说："发脾气的时候，如果有人来劝我，我会'人挡杀人，佛挡杀佛'，势必要把那股气发完！我可不想憋成内伤。"

他的表情既严肃又认真，似乎要誓死捍卫自己发脾气的权利。

梁晶忍不住地想笑，说："情绪控制确实挺难的，尤其当我们想强行去控制，更难。还记得我之前跟你分享过，情绪是为目的服务的吗？<u>有时，我们大发雷霆，是为了要震慑住对方。内心深处有发脾气这个目的，头脑层面又告诉自己不可以，想强行控制。两股力量在打架，势必会引发更多的情绪。</u>"

许瑞想了想，说："这个确实有一定道理。你的意思是说，如果没有'震慑对方'这个目的，就可以马上压住情绪吗？"

梁晶没有正面回答他的问题，而是说："你还记不记得有好几次，我正在辅导可可写作业发脾气时，接到领导或同事的电话，马上就换成了一种温和的语气，然后挂了电话，对着可可又继续凶？你还笑我变脸也忒快了。这是不是证明，情绪其实是可收可放的，可以在接电话的瞬间巧妙收起，也可以在挂断电话之后再次释放出来？"

许瑞点点头："瞬间变脸的技术真的很神奇！小孩也会啊，摔跤了，前一秒还没什么，看到妈妈来了，马上就哭了！之前有情绪，控制了，看到妈妈，情绪就释放了！"

梁晶跟着说："对对对，就是这样的！只是我们看上去是在轻而易举地操控情绪，在那个当下，其实是处于一个非意识状态中。我们要做的，还是要到意识层面上来。

"导师之前跟我说过一个正念练习的 RAIN 法则，它能以一种清晰、系统的方式引导我们的注意力，帮助我们消除混乱的情绪与压力。其中的 R（recognize，认识）代表'要认识到正在发生的事情'；A（allow，允许）代表'允许生活就像现在这样'；I（investigate，探索）代表'以温和的注意力探索你正经历的体验'；N（nourish，滋养）代表'以仁慈的心去培育、滋养'。所以，第一步先做到 R，去意识与觉察到这个情绪，然后才能去'管理'它，这样就轻松多了！"

许瑞还是觉得似懂非懂，但他很肯定梁晶的进步。他说："这段时间的学习，快让你成为专家了！不过我比你好的一点是，我不像你发脾气那么频繁，我只有在实在很生气的时候，才会爆发。"

梁晶想起导师曾经说过"愤怒的 10 件事"。当时导师让她迅速地写出让自己愤怒的 10 件事，写下来后，她有了很多原来没有过的觉察与发现。她发现，这 10 件愤怒的事情中，有一半与可可有关：可可写作业拖拉，可可跟她对着干，可可抱怨她只对弟弟好……似乎都在提醒自己是一个失败的妈妈。这 10 件让她愤怒的事情里，有大部分是因为自己被指责、否定与误解。

这个发现，让她惊讶地意识到，原来跟可可的矛盾这么困扰自己，看来与可可的关系，是她近期最需要做的功课。

梁晶也问了许瑞同样的问题："你也可以去觉察一下，让你特别生气的10件事情是什么？或许也会有一些新的认识呢！"

许瑞也迅速地说了10件事："我很愤怒，因为自己的努力不被领导和同事看见；我很愤怒，去办事时答应的事情没做到；我很愤怒，老婆会突然发脾气，而我又不知道什么原因；我很愤怒，孩子不断提要求；我很愤怒，因为我不能坚决维护我想要的……"

他一边说，一边看梁晶脸色。梁晶笑着说："没事，没事，就是要说出来，我才好改呀！"

于是，许瑞又毫不客气地加上两条："我很愤怒，老婆有时对妈妈态度不好；我很愤怒，老婆对我提出的要求听而不改。"

说实话，听到这句话，梁晶感觉一下子被点燃了。心里想着："我哪里对你妈妈态度不好了？如果有意见早该提出来啊！这到底是憋了多久了？"

但是，她还是强颜欢笑，听他把10件事都说完了。然后梁晶问他："对于这让你愤怒的10件事，现在你有什么发现吗？"

许瑞的求生意识超强，他兴许也意识到了梁晶脸色的变化，说："老婆，我发现10条里面有一半与你相关，是不是因为我最在乎的人是你呀？你一笑，我就灿烂，你眉头一皱，我就害怕。"

梁晶刚刚还有的小情绪，被许瑞这么一说，也消下去很多。她决定不再去"追究"。她知道，很多痛苦与愤怒起因于对方向你射出一支箭，而你拿起这支箭自己把自己扎得千疮百孔。很多的矛盾也是因为对方向你射出一支箭，而你向他射出第二支，然后万箭齐发，两败俱伤。梁晶觉察到了许瑞的第一支箭，她积极暂停，停止发出她的那一支。

她引导许瑞更深入地去了解自己的愤怒。他再看了一遍自己写下的 10 件愤怒的事，除了发现其中 4 条与梁晶有关，他还发现，最让他愤怒的事情，是"不被看见"与"被拒绝"。这跟之前探索过的一个人的"行为模式"与"生活态度取向"也有些一致。

这些发现，让许瑞更深地了解了自己的愤怒。尤其是最后想出来的两条，以前觉得没什么，现在发现这些是藏在内心深处的愤怒，反而更需要去处理。

比如"老婆对妈妈态度不好"这件事，许瑞一直在自我安慰："其实她态度好的时候更多！"于是，他一边忽略这件事，一边又把负面的情绪隐藏起来。这次突然"脱口而出"，暴露了他内心真实的想法。他需要做的，就是回顾一下，面对当下的感受，他所采用的方式，以及这种方式是否尊重自己也尊重对方，是否能解决问题。显然，忽略当下愤怒的感受、隐藏在心里，既是对自己的不尊重，也无法让对方知道，根本不能解决问题。

这次他借这个机会说出来，好在梁晶并没有因此"借题发挥"，而是仔细地问了哪些事情让他觉得她对他妈妈态度不好，然后两人商定了一些方法。梁晶说，她以后会留意自己的态度，并对许瑞说，如果有什么不好的感受就要说出来。

处理愤怒的方式，不是忽视、压抑、大发雷霆，或是借着酒精、工作或某个爱好来麻痹自己，而是以尊重的方式处理愤怒。其中一种便是简单地承认它，并对自己说："我很愤怒，这种感受没关系。"或者，告诉对方："我很愤怒，因为……，我希望……"把感受与需求说出来，是一种简单但有效的缓解愤怒的方式。

愤怒只是一种感受，跟平静、高兴、害怕一样，只是它的程度更为强烈一些而已。能够把这个感受说出来，就如同为它打开了一个出口。

要做到这一步确实很难，因为愤怒通常是我们最难承认的一种感受。我们从小就被教育"愤怒是不好的"，跟愤怒的人在一起是危险的。而且，当孩子发怒时，父母往往会因此而变得更愤怒。孩子成年以后也是如此，当自己愤怒的时候，不会得到安慰与帮助，而是招致对方的怪罪与愤怒，然后彼此掉入愤怒的旋涡里，引发巨大的风暴。于是，我们一直以来都认为，愤怒是要隐藏起来的，即使在内心里这个情绪非常强烈，也不能表现出来。

而现在，我们要把愤怒说出来，这是一种既尊重自己、尊重对方，也尊重整个环境，而且不会造成巨大伤害的有效方式。

前段时间的学习与分享，已经帮助梁晶与许瑞能更坦然地去面对与接受愤怒。他们决定带着觉察，在生活中去做更多的功课。

很多时候，愤怒是源于"相信自己别无选择"，并相信愤怒是由某个人或某件事造成的。现在他们知道了，愤怒只是一种感受。感受是内在的，不是被创造的，而是基于自己某一个想法后产生的回应。

比如，有人提着一大袋东西在公交车上，突然被后面的人撞了一下，袋子里的东西也撒了出来。这时，他脑袋里的想法是："谁这么不长眼！我怎么这么倒霉！"这个想法很容易引发愤怒的情绪。

然而，当他扭过头，发现撞了自己的是一个盲人，想法可能马上就变了："他看不见，他是不小心的。"他会发现，此时愤怒的情绪很快就会消失不见。在不同的情绪下，所采取的行为也会不一样！他不会去指责与怪罪盲人，可能还会去帮助他。

既然这些都是自己创造的想法，那么，我们也可以通过改变想法，来改变当下的情绪！

可可写作业拖拉之所以让梁晶那么生气，是因为她当时的想法是："为什么可可对我的话就是听不见，是故意跟我对着干吧？"

如果她调整想法："可可也还只是个孩子，她需要帮助，她只是没有习得迅速完成作业的能力，不是故意要跟我对着干。"那么，梁晶的感受就会由愤怒变成平和。

所以，愤怒并非别无选择，我们完全可以寻找其他选择！因为是自己创造了自己的想法，是自己的想法引发了情绪，我们的行为也是自己所选择的。一切的源头，都是自己！

RAIN 正念练习

RAIN 正念练习会以一种清晰、系统的方式引导你的注意力，帮助你消除混乱的情绪和压力。具体可以分为以下四个步骤：

R（recognize，认识）代表着"要认识到正在发生的事情"。"认识"意味着注意到此时此地出现的任何想法、情绪或感觉。可以试着问自己这样一个问题："现在，我的内心发生了什么？"这将有助于你立即集中注意力。

A（allow，允许）代表着"允许生活就像现在这样"。"允许"意味着让我们发现想法、情绪或感觉的存在。即使是我们最不想感受到的恐惧感或无助感，只要有允许或顺其自然的意愿，就能帮助我们暂停下来，活在当下。

I（investigate，探索）代表着"以温和的注意力探索你正经历的体验"。"温和地探索"意味着，当一种强烈的情绪出现时，我们通过对正在发生的事情保持好奇的、尊重的关注来加深正念。探索不是一种心理活动，我们不是在分析自己为什么以某种方式行事，而是询问我们身体里的感觉在哪里，让我们直接去联结、接触正在经历的感觉。

N（nourish，滋养）代表着"以仁慈的心去培育、滋养"。"仁慈的培育、滋养"，意味着允许我们对目前感到困顿或脆弱的地方出现的需求做出回应。

通常，我们没有得到满足的需求可能是：接纳、关怀、同情、宽恕或理解等。当我们向内给予自己一些关怀时，会让我们与自己重新联结。我们所学的知识、所积累的经验，以及我们的智慧、能力，就会发挥作用。然后，我们自然会去探求解决问题的办法，继续前行。

第八章

只要你愿意，
改变就会一直发生

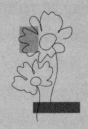

　　一个人的成长，对外是课题分离，对内是自我探索。外在的调整是有选择地放弃与自己无关的课题；内在的调整是从对外索求转向内在满足。

　　我们永远有掌控生活的权利，只要你愿意，改变就会一直发生。

— 30 —
从向外的索求，到向内的探索

> 只有注满自己的爱之杯，我们的爱才会自然而然地流向他人，且是真正心甘情愿、不求回报的爱。越是在这种状态下，爱也越容易流回来。

经过了一段时间的学习，梁晶能够明显地看到自己的变化，也能看到家庭成员的一些改变。但是，她梦想的那种"爱在每个人之间流动"的氛围很少出现，有时她也会因为事情没有达到自己的期待而莫名其妙地生气、抱怨。

她抱怨孩子不够省心，抱怨老公不能帮她分担，抱怨父母不懂自己，抱怨同事总在推卸工作。她觉得自己付出了很多爱，做了很多努力，但是，这些爱并没有流回来，这些努力并没有得到回报。

她觉得每天都过得很累，在家与公司之间奔波，被工作、家务和两个孩子缠身，没有一点属于自己的时间。

她很羡慕那些在各个方面都游刃有余的人，既能把工作做得很出色，把夫妻关系经营得好，把孩子培养得很优秀，又能让自己活得很滋润很精彩。在她身边，不乏这样的人。她特别想知道，她们到底是怎么把握工作与生活的平衡的？为什么自己做个闲职，还总是顾此失彼，最后工作没做好，孩子没带好，自己也过得一团糟？然后她又陷入一种自我否定与评判中，看不到自己的好。

她忍不住问了身边的朋友。梁晶经常在朋友圈看到她早上 5 点起来看书、跑步；晚上 9 点陪孩子看书、讲故事之后，也早早入睡。朋友经营着一家公司，常常各地出差，有时也加班到深夜，但是她总能安排出时间与其他朋友聚会，安排自己一个人的旅行，还经常带上四个老人，一大家子去旅行……朋友如同变魔法一样，把一切都安排得井井有条。

梁晶以为这位朋友会回复"早睡早起养成好作息，要运动保持精力，要有时间与自己相处，要提高工作效"率等等这样励志的话。但是朋友的回答，着实出乎了她的意料。

朋友说："哪有什么所谓的工作与生活的平衡，不过是逐渐学会了妥协与取舍。一个人的所有时间和精力就像是一张大饼，每一件事情，都会从这张饼上去分取。工作分去的多，留给生活的就少；工作分去的少，留给生活的就多。很多时候，我们看到的平衡，无非是最大限度地开发自己的精力与时间，把这张饼变大而已。

"以前我总是在不停地忙，忙到有时不知道自己一天到底在忙什么，忙到那张饼已经大到在挑战我的极限了，还停不下来。忙到两眼昏黑，看不到前程来路，也认不清当下事实，只是盲目而麻木地坚持，幻想奇迹的出现。我深知水涨船高这个道理，但我不明白，大自然万物都是此消彼长，看上去的轻而易举，其实背后不知道要付出多少的努力，甚至更多的时候是透支。

"有一天我猛地停下来，突然发现因为疏于照顾孩子，亲子关系出现了问题；疏于照顾身体，身体发出了警告；疏于经营婚姻，夫妻关系也亮起了红灯。然后，我停下一切工作，开始调养身体，开始经营关系。但是，很多事情是不可逆的，这个修复的过程何其难啊。

"现在，你看起来我处于一个'比较完美'的状态，其实经过了很多的调整。外在的调整是有选择地放弃，尤其是与自己无关的课题；内在的调整是把从对外的索求，转向了内在的满足上。当我对生活不满的时候，我不是去要求他人，而是先问问自己可以做些什么。这样我的心态就从'我不得不''我很无奈''我为你放弃了这么多'……转变为'我选择这样做'。这让我做事情的时候少了很多抱怨，多了很多享受与接受挑战的乐趣。

"所以我放下了大部分工作，把更多的精力转向了家庭。我也不是为了家庭放弃自己，这一切都建立在我把自己照顾好的前提下。我不去参加没意义的聚会，拒绝不必要的应酬，放下很多不切实际的想法，屏蔽掉消耗自己能量的信息……就是为了让自己专注在对自己真正重要的人与事上。"

朋友的这番话，给了梁晶很大的鼓励与安慰。她以前把自己的"失败"，归咎于自己的"普通"；把别人的"成功"，归咎于别人的"优秀"。但事实上，这些优秀的背后，并不仅仅是"励志"，把自己努力到不能再努力，而是"放弃"，把有限的时间、爱与精力给到最重要的人与事。

千百年来的东方文化传统告诉梁晶，作为一名女性、一位妻子、一个母亲，就是要付出。她妈妈就是这样做的，无论上班多辛苦，家里的饭菜总是热腾腾的准时被端上桌。妈妈在每个人睡着后，还在那里擦擦洗洗。哪怕跟爸爸吵架了，她还是会一边骂一边把他换下来的衣服洗得干干净净。妈妈不止一次跟梁晶说："一个女人就是要承担家里所有的家务，不要让男人干活。"这些话，应该是外婆告诉妈妈的，因为外婆也是一辈子为家任劳任怨，从来没有停下来的时候。

她想起自己，在这一点上，就是外婆和妈妈的翻版。许瑞在家里几乎不做任何家务，真的就是扫把倒在地上也不会扶的那种人。梁晶虽然有抱怨，但她的内心里从来没有觉得这有什么不正常。她每天一下班就往家跑，几乎不参加同事、朋友的聚会。晚上等孩子们睡着后，她开始收拾厨房。她每天从早上 6 点半睁开眼睛，起床做早餐、去上班，要到晚上 10 点多，才寻得片刻的休息。

梁晶不满足生活的现状，但从来没有想过要改变。她的母亲、她的外婆，甚至她身边的很多女人，都是这样过的：不允许自己享受，如果还有一点精力，那就奉献给家人。

她想："我已经把有限的时间、精力与爱，都给了最重要的人和事了，我自认为是心甘情愿去做这一切的，为什么我不快乐？为什么我那么容易生气？为什么我学了这么多，收效甚微？"

梁晶把与朋友的对话以及自己的疑惑说给导师听。导师说："其实这位朋友给你传达了一个很重要的信息，只是你没有在意。你的朋友说：'这一切都是建立在把自己照顾好的前提下。'把有限的精力花在最重要的人身上，其实你自己才是最重要的那个人。我们在讲情绪管理时也说过，一切的源头在于自己。如果你每天是一种疲倦的状态，如何去管理好自己的情绪，又如何照顾好他人呢？"

只有注满自己的爱之杯，我们的爱才会自然而然地流向他人，且是真正心甘情愿、不求回报的。越是在这种状态下，爱也越容易流回来。

如果自己的爱之杯是空的，我们就会吝啬付出爱。当它流向他人的时候，我们就会不情愿，会去追求绝对的公平。这样的向外索求，不会让爱流动，反而会阻断爱。

导师的话，让梁晶想起不久前发生的两件事。这两件事其实性质差不多，都是乐乐端着一杯饮料边走边喝，然后他摔倒在地上，杯子碎了，地上一片狼藉。但是，梁晶的两次处理方式完全不一样。

第一次，她马上把乐乐抱开，问他有没有受伤，并安慰了他一会儿，再去收拾残局。第二次，她也不知道为什么，劈头盖脸就把两岁多的乐乐骂了一顿。她一边狠狠地把他抱开，还一边责骂："我跟你说过多少次了，不要端着杯子走来走去，你就是不听！看看，你摔了多少个杯子了！"乐乐吓得大哭。梁晶不仅没有一丝心疼，还继续大喊："你哭什么哭？你还好意思哭吗？"简直是把自己最糟糕的一面给了自己最爱的人。

事后她想，并不是因为乐乐是"再犯"，才让她这么生气，而是那天她本来就经历了非常糟糕的一天。她连续加班一个星期写的材料被全盘否定，回家路上自己的车又被剐蹭了。回到家时，她就像一颗定时炸弹。而乐乐把杯子摔到地上，就是那根导火索。虽然与第一次是同样的场景，但不同的是，第一次是发生在一个她睡好吃好喝好，也没有工作的周末，当时一个杯子摔到地上，根本就影响不了她的心情。

她想，真的就如导师所说，当一个人的爱之杯是空的时，根本就没有能力把爱给出去！当她劈头盖脸骂乐乐的时候，自己是没有耐心、没有同情心，更没有爱可言的妈妈。她陷入情绪里，无法用一种长远的眼光去看待这件事。

但当一个人的爱之杯是满的时，就不会向外去索求，不会要求生活一切如自己所愿，而是更关注内在的满足，做出更有利于双方的选择。就像对待第一次打破杯子的乐乐时那样，她蹲下来，安慰那个害怕的孩子，并且在事后还问他："想要下次不打碎杯子的话，我们可以怎么做呢？"此时，她就是以一种长远的眼光去看待这件事情。虽然打碎了杯子，但是孩子可以从中得到学习。

可见，照顾好自己是多么重要！

然而，生活中不能每天都睡到自然醒、吃好喝好、没有工作在等着，大多数时候，是与之相反的状态。这个时候，又该怎么照顾自己呢？

导师回答说："使关注点从向外的索求，回到向内的探索。这是照顾自己的一个很好的方式。"

当生活不如意时，我们大部分时候，都希望事情能有所改变，希望对方能为我做些什么。跟很多家庭一样，在梁晶家里，每天早上是最容易引发矛盾的时候：忙碌的妈妈、拖延的孩子、不作为的老公，梁晶一边忙这忙那，一边骂完孩子骂老公。这时，没有一个人感觉到家里有爱的流动。

有一天，她提前了一点起床，有条不紊地准备好早餐。然后，她到可可的房间，温和地叫孩子起床，并留5分钟时间让可可清醒起来。梁晶心想："如果可可实在起晚了，那早餐少吃一点也没关系。"她也决定，如果许瑞什么都不做也没关系。比起之前事事要可可满足她的要求，要许瑞无论如何帮点忙，梁晶更需要有一个和谐的早晨。她把关注点放在自己内在的需求，降低对他人的期待，以一种赏识的眼光去看待每一个人。那个早上，没有发生冲突，大家都开开心心地互道再见，各自上学、上班去了。

对梁晶来说，这一刻，她能真真切切地感受到爱在彼此之间流动。

她也终于明白，自己才是那个最重要的人。先把自己照顾好，才是那件最重要的事。

她每天一下班就往家赶，让两个孩子第一时间见到自己——她在扮演一个好妈妈。

她嘴里说着恨，但心里藏着爱，不遗余力地去回报父母——她在扮演一个好女儿。

她从记事起，都以照顾妹妹为自己的责任——她在扮演一个好姐姐。

她深爱许瑞，并全心全力地给予支持和陪伴——她在扮演一个好妻子。

她在工作上积极主动，追求尽善尽美——她在扮演一个好员工。

当她把几乎全部的精力，都用在扮演好那些角色时，就没有更多的精力，去为自己努力，去照顾自己的需要，去成为一个更好的自己。

一个周六的早上，梁晶跟往常一样，提着刚买的菜匆匆走在回家的路上。她一路上在想着，一会儿要做一顿怎样的早餐，然后要带孩子们去户外走走，不知道可可会不会同意，她现在恨不得不参与家里的一切活动……她时常想，有时真不如上班，自己还可以得到片刻喘息。周末，似乎是为了让她更好地扮演母亲这个角色，哪怕是偶尔在阳台的躺椅上躺下来，她也总觉得心有不安。"要多陪一会儿孩子，要带他们去户外呼吸下新鲜空气，要为他们做上一两顿美食……"想着想着，她的脚步不由自主地变得沉重起来。

突然，一阵风吹来，阵阵花香入鼻。梁晶抬头一看，路边的树上开满了花，风一吹，花瓣纷纷扬扬地飘落下来，梦幻极了！她从来没有注意过，原来家门口有一条这么美的路。

她突然意识到，很多年以来，自己都是这样行色匆匆，一边做着手里的事，一边想着要如何安排接下来的事。她几乎没有机会去感受当下的每一个瞬间，不知道错过了多少铺满鲜花的路。

她停下来，感受着清风、花香，以及这个没有工作的周末清晨。

她知道，回到家就要动手做早餐，孩子们醒来会吵吵闹闹，然后各种各样的事情就开始了。

但是，此刻，这几分钟，是完完全全属于自己的。

此刻，她只是自己，不是谁的谁。

她内心感觉到一种前所未有的安静。

当她再次走起来时，脚步自然而然地慢了下来，且如此轻巧。虽然她手里提着的是茶米油盐，但诗与远方似乎也触手可及。

是的，最重要的人，始终是自己。

每天学点心理学

保持平衡

要让心智成熟，需要在彼此冲突的需要、目标和责任之间保持微妙的平衡。这要求我们不断进行自我调整。而保持平衡的最高原则是"放弃"。就像骑着自行车往下坡冲时，如果不愿放弃那种风驰电掣的快感，不肯刹车减速，那么，很有可能就会在转弯时失去平衡。现实中大多数人都没有选择放弃，因为不想经受放弃的痛苦。虽然放弃人生的一些东西，一定会给心灵带来痛苦，但是我们最终会发现，失去平衡远比放弃更为痛苦。

美国心理学家埃里克森曾列举出人生各阶段的八种"危机"（crisis）[①]。只有放弃旧的、过时的观念和习惯，才能渡过危机，顺利进入人生的下一阶段。不少人不敢面对现实，或者无法放弃早已过时的东西，所以无法克服心理和精神的危机，只能止步不前，不能享受到新生带来的欢愉，也不能顺利地进入更加成熟的心智发展阶段。

— 31 —
保持正念，感受当下的力量

> 她在那一刻，感受到了自己，感受到了当下，感受到了与这个世界的联结。

[①] 心理学家爱利克·埃里克森（Erik H.Erikson）在《童年与社会》中阐述了生命周期八阶段理论，认为人的生命是一个周期，可划分为八个阶段：基本信任—基本不信任；自主—羞愧和怀疑；主动—内疚；勤奋—自卑；同一性—角色混乱；亲密—孤独；繁衍—停滞；整合—绝望。

随着时间的推移，梁晶跟着导师学习已有三年了。可可也升入了初中，青春期扑面而来，母女俩的关系一度进入冰点。有时，可可的一句话，恨不得要把梁晶噎死，那种感觉，已经不是小时候可可不听话那么简单了。现在的可可知道怎么样能让妈妈伤心，而且专挑这种话来刺激她。

梁晶气得胸口疼，却不敢再像以往一样，对可可大发脾气。青春期的可可就像一颗定时炸弹，有时一点小事就觉得委屈，在那里哭得稀里哗啦；有时又特别易怒，别人一句无心的话，她就大发雷霆。

有一次，可可没跟梁晶打招呼就要出去玩，说同学都已经在楼下等了。梁晶本来对孩子出门的要求也不是那么严格，只是那天可可的态度着实激怒了她。可可那副不可一世又不屑一顾的样子，让梁晶的情绪一触即发。她堵在门口，狠狠地说："没写完作业，就不准出去。"

可可也不甘示弱："可是人家已经在等我了！"

"你如果足够尊重我，就会先问过我！"

"问了，你会答应吗？"

…………

母女俩一来一回，谁也不让谁。最后，可可突然停下来，转身走进房间，把作业本撕碎扔了出来："作业、作业，不是要我写作业吗？我写给你看！"然后，狠狠把门关上了。

梁晶没有想到，可可会做出这样的举动，那个"恨不得杀死她"的表情，那些句句刺在她心口的话，让她既难以置信，又无比受伤。她很想一脚把门踹开，去质问可可为什么要这么做，但仅存的一点理智在克制着她。

她没有想到，那个曾经那么体贴温柔的孩子，会变成今天这个模样。小时候的可可，喜欢腻歪在她身边，说着"妈妈，我永远爱你"这样的话。如今，可可似乎把她当成了最可恨的人。而她自己，这一两年来，也总觉得自己最大的痛苦来源，就是这个女儿。

或许是想起可可小时候那些可爱的瞬间，也或许是梁晶预见了打开那扇门后会发生什么，她在情绪失控的边缘停了下来。

她走到沙发旁坐下来，顺手端起茶几上的一杯水，手止不住地颤抖。她感觉到自己全身僵硬，连坐下来都有些吃力。她感觉到自己的身体在发抖，胸口微微作痛，头脑里一片空白。

这时，她想起导师说过的一句话："如果你注意到了自己的身体感觉，你的情绪就已经在得到控制。"导师还教过她一个非常简单的放松方法，叫"感受你的脚趾"：心烦意乱的时候，去感受自己的脚趾，可以把我们从失控的状态，拉回到与现实的联结中来。

她在那一刻，真的去动了动自己的脚趾，抓了抓鞋底，她感受到了自己的存在，感受到与这个世界的联结。她的注意力也一点点回到了自己身上。

"是的，我感到很受伤。可可的行为真的让我难以置信，我没有想到她竟然会这么对我！"她很清晰地听到自己脑子里的这句话。她在倾听自己的思考，并意识到了这种思考的存在，而且还意识到自己在观察这种思考。似乎在那一刻，一个新的意识层面产生了。在这种思维之下或之后，有一种有意识的"临在"[①]，那是更深的自我。

梁晶感觉身体慢慢放松下来。她把注意力集中在当下，在思维中创造出一种空白，没有任何思考，像是来到了一片田野中。在这里，绿草如茵，野花遍地，远处山峦起伏，近处有小溪流过，风轻轻地拂过她的脸庞。那一刻，她感觉自己是自由的、安全的，她可以坐下来，可以站起来走走，也可以什么都不干。她只需这样，感受草的柔软、花的清香、风的轻柔，与自己待在一起，与周围的世界融为一体。

此时此刻，她感受到了自己的呼吸。在一呼一吸间，她慢慢平静下来。她来到可可门前，敲了敲门，走了进去。梁晶看见可可还坐在椅子上生闷气，便想要过去抱抱她，却被一把推开。可可生气地说："我知道你要干嘛，你给我出去！"梁晶不为所动，她知道，此时此刻，可可就像是一只刺猬，这些举动与语言，都是可可竖起来保护自己的刺，让别人不要靠近。

但是，梁晶知道，可可的心里其实是需要妈妈的。她在床边坐

---

① 埃克哈特·托利在《当下的力量》中提到，"临在"是指有觉察力地安住于当下，活在当下，活在每一刻中。

下来说："对不起，刚刚妈妈过于强势了，没有考虑你的感受。我知道，你跟同学约好了又不去，是很没面子的事情。"

可可大喊："是啊！你就只顾作业、作业，从来不顾我的感受！"

"是的，对不起！我知道这让你很生气。"梁晶平静地说。

"我能不生气吗？每天学习已经很辛苦了，偶尔想出去玩一次，还不行。现在作业也撕了，我怎么办？我不去上学了。"可可垂头丧气地坐着。

梁晶把女儿抱了过来，这一次，虽然可可的身体还有些僵硬与抗拒，但是并没有拒绝。梁晶感受到自己内心的柔软与力量，她也真正看见了眼前的孩子：那个内心极度渴望妈妈的爱，渴望自由，渴望自己能够做得更好的孩子。

梁晶没有说话，只是更用力地抱紧可可。这一刻，还有什么语言，能够比一个温暖有力的拥抱，更能给到孩子安慰与力量呢？她感觉到可可的身体，在她怀里慢慢地软下来，就像回到了小时候的样子。

这时，梁晶说："是的，自从升入初中以来，你真的辛苦了。妈妈知道你一直在努力地学习，妈妈也知道你需要有自由玩耍的时间。你要知道，相比于作业、成绩，你对我来说，永远都是最重要的！这一点毋庸置疑。"

可可把头抬起来，说："我不相信。"

梁晶没有解释，而是说："妈妈会证明给你看。你也告诉我，需要妈妈做些什么，才能让你相信我是爱你的？"

可可将信将疑地说："那你先帮我想想，现在这个作业该怎么办？"

梁晶摸了摸女儿的头，重新让她靠在自己胸前，说："那先抱一会儿，然后我们俩一起想办法吧！"

这时，她感觉到可可的手绕过她的背，也紧紧地抱住了她。久未有过的幸福感，在那一刻，紧紧地把她们包围住了。时间在那一刻，也停止了。母女俩就这样，在一起抱了很久。

那天的经历，梁晶后来回想起来，觉得挺奇妙的。

她亲历了自己从一个支离破碎的状态，到一片片整合起来的过程。那种体验，让她对自己有了新的认识。当一个强烈冲突或情绪发生时，以前的她是没有任何觉知的。她会任由一种强大的惯性，带她往前走，会走到哪里她并不知道，可能是激烈地争吵，也可能是卑微地走开。总之她会让负面情绪包围，事情也没有得到解决，而且，事后她的脑子里充满了各种评判、对自我的否定攻击。在那一刻，她根本感受不到自己的存在，像是迷失在那片时空中。

但是现在，她在那一刻感受到了自己，感受到了当下，感受到了与这个世界的联结。她在那一刻抓了抓脚趾，就像脚底下突然长出了根一样，让她扎根于大地。随着调整呼吸，她再次感受自己，感觉那些根也在不断往下延伸，向下生长。她的躯干也越来越有力，哪怕有风吹来，枝干和树叶轻轻摇摆，但她仍岿然不动。

这就是正念的奇迹，当下的力量。

后来，梁晶开始有意识地在每天的日常生活中加入正念的练习。每天，她会专门抽出几分钟时间，专注当下，做一个简单的冥想。或者只是在日常的刷牙、洗澡、做饭、接送孩子的过程中，把注意力集中在当下那一刻，将意识从思维活动中引开，创造出一片没有思考也没有评判的田野。

在那片田野里，她的注意力高度集中，只是专注于自己的呼吸，专注于自己的身体，或者当下的那种感觉。比如，爬楼梯的时候，关注每一步、每一刻、每一次呼吸；洗手的时候，关注水流过皮肤的感觉、手的动作、肥皂的香味等；吃东西的时候，慢慢咀嚼、感受食物在口腔中的变化，有意识地注意吞咽这个动作，再感受食物滑入咽腔、进入食道、再到胃里的整个过程；凌晨她被电话吵醒的时候，会关注自己当下生气、愤怒与烦躁的感受，关注自己的呼吸、身体以及脑袋里的想法。她允许它们存在，又慢慢离开。

做一件事时，就把注意力放在那里。如果游离了，也没关系，再轻轻地把注意力拉回来就好。随着生活越来越忙碌，我们很容易进入到一个"自动驾驶"的状态，就像是我们开着车到达一个目的地，但是压根儿不知道自己是怎么到的，中间经过了什么地方，遇到过什么风景，这也自然体会不到当下自己是一个怎样的状态，有着怎样的感受。

但是，如果我们在关闭车门后，停顿几秒钟，观察自己的呼吸，觉察那个宁静而强有力的"临在"，我们的注意力就会更集中在开车这件事情上，而不是飘向其他地方。比如，想着昨天跟朋友聊天时怎么就忘了跟她说某件事；一会儿要去办事的东西是不是都准备好了，等等。

经过一段时间的正念练习后，梁晶能够更多地感受到自己活在当下，发现了很多以前忽略过的乐趣与风景。她也发现，正念可以帮助自己在解决问题、纠正错误前，让她先跟自己待一会儿。暂停片刻，能让她不做出无意识与被动的反应。

正念像是提供了一个简单有效的途径，让她从困境中脱离出来，重新变得理智与充满智慧，恢复信心与生机。她可以借助它掌控自己的人生方向，把控自己的生命质量，管理与自己、与家人、与世界的关系。

在养育孩子，尤其是陪伴可可步入青春期的这个过程中，梁晶看到了最好的自己，也看到了最坏的自己。她体验着生活最丰盛的时刻，也经历着最恐惧的瞬间。而保持正念、活在当下，对她来说，就意味着更多的欢乐、更多的联结、更多的同理心、更多的平衡，以及对生活更多从容不迫的选择。在赋予孩子生命的同时，她也为自己的生命创造了新的可能。

正念养育

作为父母，最大的一个挑战可能在于：饱满地活在生命的每一刻，尽最大努力规划人生、发展事业、养育孩子，与此同时，还能保持自我的觉察与成长。当父母中一方或双方的无意识以一种僵化、顽固、自我中心、心不在焉的方式呈现出来时，会在不同程度上给孩子带来伤害。

正念，不仅仅意味着父母放下评判，专注于当下，时刻保持与自己，以及与不断展开的生活的联结，更为重要的是，能把真正的关注与注意力给到孩子。关注，是"爱"的最重要的体现方式。

正念也帮助我们在解决问题、纠正错误之前，暂停片刻，让自己不做无意识与被动的反应。正念提供了一个简单有效的途径，让我们从困境中脱离出来，重新变得理智与充满智慧，恢复信心与生机。

— 32 —
进行课题分离，人际关系就能发生改变

你可以把马牵到河边，却无法强迫马喝水。

回顾自己的成长历程，梁晶感受到自己内心有越来越多的温柔与力量。这两者是不矛盾的，当她内心有力量的时候，温柔反而出来了。她做了很多向内探索的工作：拥有更多的觉察，更好地接纳自己，也越来越有行动力。但是，她还是觉得烦恼不断，有些事情仍然让她力不从心，最明显的就是可可的学习，以及与父母的关系。

当可可不写作业、不爱学习，当父母又打电话来抱怨彼此，梁晶忙前忙后，绞尽脑汁，扮演着法官、消防员、监督员的角色。但是最后，事情没有解决，反而出现了一把大火，让矛盾更激烈。

她无比挫败与沮丧，问导师："我经过了这么多的学习，为什么在这些事情上，会那么无力？我那么努力地想去帮助他们，可最后发现，做的都是无用功。"

导师没有回答，而是问她："你觉得'让孩子学习好'与'让父母关系好'，是你的责任与义务吗？"

"当然！做父母的难道不应该管孩子的学习吗？做儿女的难道不应该管父母的幸福吗？"

"但是，你的'管'，让孩子最终喜欢上学习了吗？父母停止吵架了吗？"

"没有，我想是不是我的方法不对？"

"我相信你尝试过所有的方法了。"导师接着说，"当一个课题出现的时候，我们首先要考虑'这是谁的课题'。孩子学不学习、父母幸不幸福，这是他们的课题，而不是你的课题。坦白地说，就是孩子管理好他的学习，父母经营好他们的婚姻，这是他们自己该做的事情。如果你对他们的课题妄加干涉，不仅避免不了冲突，反而会让他们习惯性地一出现问题就甩手给你。而且因为你的干涉，让他们无法处理好他们自己的人生课题。"

梁晶为难地说："难道我真的是吃力不讨好了？"

导师接着说："基本上一切人际关系的矛盾都起因于对别人的课题横加干涉，或者自己的课题被别人妄加干涉。只要能够进行课题分离，人际关系就会发生巨大改变。所以，任何问题出现的时候，我们必须从'这是谁的课题'这一观点出发，把自己和别人的课题分离开来，然后记住：不干涉他人的课题，仅此而已。"

梁晶还是一头雾水，说："道理我都懂，但是我还是想不明白。我曾经想过，父母的婚姻是他们自己的事，我不管了。这些年，我不断地帮他们处理矛盾，也最终发现，根本起不到什么实质性的作用，他们该怎么吵，还是怎么吵。但是，我的心里过意不去。我轻而易举就放下手里的工作、正在需要我的两个孩子，去处理他们的事情。甚至，我总有这种想法：他们不幸福，我怎么敢幸福！

"而对于孩子的学习，我能不管吗？作为父母，监督孩子学习，是天经地义的事情啊！天底下有哪个父母，会不管孩子的学习呢？他们学习不好，父母要负很大的责任。"

导师给她提供了一个方法："有一个辨别究竟是谁的课题的最简单方法，就是考虑一下'某种选择所带来的结果，最终由谁来承担？'比如你的父母，他们选择争吵度日，那结果就是他们的婚姻不幸福；比如孩子，她选择不好好学习，那么结果就是成绩不好，无法上好学校等，最终的承担者是她自己。"

梁晶点点头："这么一说，我好像要清晰一些了。尤其是对于父母，我这些年也在被迫放手，因为有时实在是顾不上他们了。当我不管的时候，他们的矛盾反而少了一些。

"但对于孩子，最终的承担者，不还是父母吗？如果他们成绩不好、考不上好大学，我们需要承担的就会更多，比如要操心他们以后的工作、生活。如果看到孩子过得不好，比他们同学、朋友差，我们肯定会担心、心疼，也会内疚、后悔，当时怎么没有多逼一逼他们。所以，我还是想不明白。我承认'学习'是孩子的事，但是我觉得'让孩子学习'却是父母的事。"

导师说："的确，世上的父母总是认为'为孩子着想'，现在就要管他们学习，这是为了他们将来好。但是，从你刚才的话里，也不难发现：父母的有些行为，其实是为了满足自己的目的——面子、虚荣心或者支配欲。"

导师的话，一针见血。可可曾经跟梁晶说过这样一句话："我成绩好，你就开心，你就可以在同事、朋友面前炫耀。我成绩不好，你就板着脸，你都不好意思出去见人，是吧！我干吗为了你的面子，为你学习！"

当时，梁晶没有想到可可会说出这样的话，她一下子愣在那里，不知道如何回答。然而，她很清晰地记得，这样的话，她一模一样地说给自己的父母听过。

她常常跟可可说："妈妈不在乎你的成绩，偶尔没考好也没关系。不需要跟别人比较，我们自己有进步就好。"但事实上，当孩子考得好的时候，她的高兴溢于言表，忍不住找机会就跟人说起；孩子考得不好的时候，她那些失望藏也藏不住。这些孩子都捕捉到了。

"但是，难道真的不管孩子学习吗？"梁晶半信半疑。

"我们这里说的课题分离，不等于对孩子放任不管。放任是一种不知道也不想知道孩子在做什么的态度，是在他需要支持与帮助时不理会、不给予。就学习而言，告诉孩子这是他自己的课题，在他需要的时候，我们会给予帮助，也会提出自己明确的界限与需求。但是，孩子是否能做到，这就是孩子的课题。在他没有向我们求助的时候，也不要去指手画脚。"

导师接着说："有一句俗语：你可以把马牵到河边，却无法强迫马喝水。遵循了这一点，也就做到了课题分离。就比如我对你的辅导，一定是建立在你有意愿的前提下。如果我无视你本人的意愿而强迫你改变，那只会在日后起到更为强烈的反作用。能够改变你的只有你自己。"

与导师的这场对话，梁晶花了很长时间才慢慢消化。但最后那句俗语，像是黑暗里的一束光，一下子让她看到了方向。她大概明白了"课题分离"的概念，那就是：当一个问题出现时，先考虑这个事情的后果由谁承担，由谁承担那就是谁的课题。如果是对方的课题，而对方没有改变的意愿，自己横加干涉只会与我们原本的目的背道而驰。

在很长一段时间里，梁晶其实是把自己与孩子的人生捆绑在一起的，她认为只有孩子教育得好，自己作为妈妈的角色才是成功的。她甚至认为，孩子就是她的人生，那么孩子的课题自然也是她的课题。她总是优先考虑孩子，而逐渐失去了自我。

她发现，自己所做的很多努力，似乎是为了孩子以后少犯错误、免遭痛苦，比如，她怕孩子写作业拖拉会影响睡眠，影响身体健康以及第二天的学习；怕孩子写作业态度不端正，就会掌握不了知识点，坏习惯影响孩子一生；怕孩子不懂得分享、谦让，影响与同学之间的关系，从而影响今后的人际关系……她甚至就像自己的父母曾经告诫自己一样，苦口婆心地告诉孩子："你现在如果不好好学习，以后就会考不上好大学，找不到好工作，只能过普普通通的人生。"她没想到的是，她的这些干涉，反而阻碍了孩子去体验自己的人生。

可可写作业还是拖拉，因为她不觉得这是自己的事，她觉得作业是妈妈在管着，所以是妈妈的事。她的学习态度也一直不认真，但是她并不觉得学习不好，就真会如妈妈说的那样，这辈子就完了。她反而跟梁晶说："普普通通的人生有什么不好？不是每个人都能成为英雄，我就喜欢做一个坐在路边鼓掌的人。"

想到这些过往经历，梁晶终于发现，即使父母再怎么背负孩子的课题，孩子仍然是独立的人，不会按照父母的想法去生活。孩子的学习、工作、结婚对象……哪怕是日常的行为举止，都不会完全按照父母所愿。因为对于孩子来说，他不是为了满足父母的期待而活。作为父母，也不要把期待强加到孩子身上。

想到这儿，梁晶有一种如释重负、豁然开朗的感觉。她几年前就明白了课题分离的概念，但直到今天，她才真正理解了它的精髓。

第二天，可可放学回家时，梁晶看着女儿在书桌前拖拖拉拉、东张西望的样子，心态却全然不同了。她走过去，搂住女儿的肩膀说："今天上了一天学，累了吧？"可可很惊讶，妈妈居然没有一开口就问作业的事，说："是呀，每天都很累的。"梁晶说："要不要休息一下，再开始写作业？"可可对于妈妈今天的表现有点怀疑，说："是你说的哦！那我要先休息半小时。"

梁晶笑着回答："写作业是你的事情，我相信你可以安排好。"这样的话，她以往也说过，但总是为了套路孩子。这一次，她选择真的相信孩子，并愿意接受任何后果。

至于那一天的结果最后怎么样，其实并不重要。每一个孩子都不一样，有的会因为妈妈的信任与放手，转而自己负起责任；有的会怀疑妈妈突然改变方式，是不是有什么阴谋，因此要再以挑战的方式试探一下。但大多数情况是，孩子会因为自己的课题不再被人干涉，而变得更为主动和独立。而对于父母来说，"信任"

这一行为也需要进行课题分离。信任孩子，这是父母的课题。但是孩子如何对待父母的信任，那就是孩子的课题了。如果不分清楚界限，而是把自己的期待强加给孩子的话，那其实，又是一种干涉了！

即使对方不如自己所愿，也依然能够继续信任与爱，这才是爱的真正意义！

想到这里，梁晶感受到一种前所未有的自由。这种自由，一方面是诚实地面对自己，正确处理自己的课题；另一方面，是不横加干涉别人的课题，放下对权力与控制的追求。

当我们真的能够做到这一点，人生的大部分烦恼也就会轻轻飞走了。

每天学点心理学

人生的三大束缚

第一个束缚来自过去。从精神分析创始人弗洛伊德开始，很多心理学家都相信，人是过去，尤其是过去童年经历的产物。很多人因此相信，既然自己现在之所以这样，是因为过去发生了什么，那么我永远也无法改变。而个体心理学家阿尔弗雷德·阿德勒认为："重要的不是过去，而是你怎么看待过去。而你对过去的看法，是可以改变的。"阿德勒把我们从过去的束缚中解放了出来。

第二个束缚来自人际关系。大多数人的心理困扰都来自社会与他人的期待和评价，从而造成人的骄傲或自卑。阿德勒认为，每个人的课题都是分离而独特的。我爱你，是我的课题，而你接不接受我的爱，是你的课题。每个人都负责自己的课题，不干涉他人的课题，人与人之间就没有那么多的纠结与烦恼。

第三个束缚来自未来。很多人把人生当成是登山，认为只有到达顶峰，人生才算真的开始，而现在的生活还不能叫"人生"，只能算是通往人生的路上。但其实，现在是我们唯一真正经历和拥有的。阿德勒强调当下的意义，认真地"活在当下"，才是生命的真谛。

— 33 —
从这一刻起，就能变得幸福

> 事实上，当你现在感觉不太开心的时候，你要做的是维持现状，做自己可以做的事。

阿德勒认为，一切烦恼都源自人际关系。那么，幸福是不是也在人际关系中呢？"幸福到底是什么？我是幸福的吗？我要如何才能获得幸福呢？"梁晶不止一次地思考这些问题。

但一直等到跟导师学习快三年了，她才向导师问出这个"终极问题"。

"我也曾深入考虑过幸福的本质，也一直在寻找答案。"导师说，"对于幸福，每个人都有自己的理解。但幸福并不是某一个瞬间的感受，而是一种持续时间较长的、对现有生活的满足感，并希望保持现有状态的稳定心情。"

梁晶若有所思，说："有一天，我走在路上，突然有一种生活如此美好，真舍不得离开的感觉。我觉得一切都是那么好，工作稳定，收入不错，儿女成双，没有特别大的挑战。跟父母保持着正常的联系，彼此关心，又有独立空间。跟老公关系也很融洽。这就是幸福吧？"

导师没有说话，而是安静地听着，示意她继续往下说。

梁晶接着说："记得三年前，我刚跟你咨询的时候，跟现在的状态是完全不一样的。我对一切都不满意，尤其对于要不要辞职，感觉陷入了一个死胡同。现在我的工作内容并没有多大的变化，为什么我对它的感觉完全不一样了呢？"

导师没有回答，而是说："我先跟你分享一个故事。在前不久我遇到了一个年轻人，他毕业于名牌大学，进入了一个高薪行业，娶了一个美丽优秀的妻子，两个人养育了一双儿女，过上了比较体面的生活。如果我们站在一个旁观者的角度，会不会说：'这样的生活应该很幸福了啊！'但是，他陷入了深深的焦虑：现在这份工作让他失去了挑战与目标，他担心将来被时代淘汰，想跳槽换一个新的领域，但又害怕改变。他的情况，看上去是不是跟你之前一样？”

梁晶有点不同意，说："不同的是，我的工作确实很鸡肋，他的工作听起来挺不错的。是不是就如'过去发生了什么并不重要，重要的是你对此做出了什么解释'一样，幸福并不在于你拥有什么，而在于你怎么看待它呢？"

导师没有直接回答这个问题，而是说："我们很多人想要做出改变时，最容易脱离现实。当对某件事情感到不开心的时候，觉得只有改变现状，才能重新变得幸福。当时的你和那位年轻人的心理都是一样的：'我对工作不满意，所以我必须换一份工作！'然后在没有换到满意的工作之前，都会不开心。要么后悔过去，要么忧虑未来，无法感受到'活在此时此刻'的感觉，失去与现实的联结。事实上，当你现在感觉不太开心的时候，要做的是维持现状，做自己可以做的事。还记得你第一次来咨询时，想要我推荐书单，试图大干一番的时候，我给你的建议是什么吗？"

梁晶笑了："你要我先从手边的一本小说看起。"

导师点点头："这就是维持现状。它并不是要你什么事情都不去做就地躺平，而是从某一处容易开始的地方做起来。这样，你就不会陷入焦虑中，而且还为做出改变迈出了一小步行动。至于为什么三年后，你对工作的态度有了改观，你整体感觉更幸福，这就要问你自己了。"

梁晶想了想说："我觉得最大的不同是，以前我觉得只有在自己能对公司、家庭做出更大贡献时，我才是有价值和有意义的。现在，我发现，我的存在本身其实就很有价值。"

导师给了梁晶大大的赞赏，说："你看，其实你已经找到很多问题的答案了。在刚开始咨询的时候，你就反问过我这个问题：'如果我什么都不做，不去上班，也不带孩子，那还有价值吗？'现在，你已经知道了。

"对于那个年轻人，我想跟他说的一句话也是：'即使你不做特别的事，也能够对他人有所贡献。回到家，孩子看到你时笑了，妻子因为你在家而觉得踏实。你在天气好的时候出去跑个步，在微微出汗的时候，坐在路边的长椅上晒晒太阳、吹吹小风。生活在此时此刻，难道不美妙吗？'然而，那位年轻人跟你之前一样，对自己的价值心存怀疑。因为他还是在按照'行为标准'来判断自己的价值，而非'存在标准'。前者是只有我工作做出贡献，为家人提供富足生活，得到社会认可，我才是有价值的，否则就没有。而后者，即使不做特别的事情，也能从自己的每个角色与身份中体会到价值。按照'行为标准'来接受自己，还是按照'存在标准'来接受自己，这正是一个有关'获得幸福的勇气'的问题。"

导师的话，像春天的风，温柔又有力地吹散了梁晶心头的迷雾。在此之前，她不曾想过，自己的存在本身就很有价值，而是想尽一切办法努力证明自己，反而陷入一个低自尊的怪圈。这三年来，她越来越从对外的索求，回归到内在的探索上，慢慢地去找到自己存在的意义与价值。这就是一种勇气!

导师继续说:"对人而言,最大的不幸就是不喜欢自己。对于这种现实,一个极其简单的回答是:做出贡献。我对他人有用,这种想法就足够让人体会到自己的价值了。但做出贡献,并不是一定要看得见的行动,而是一种主观感觉。就如刚刚我说的,那个年轻人回到家,孩子看到他笑了,妻子看到他觉得踏实,而他自己也能感受到这份'存在价值',那么,他就是幸福的。你有过这种感觉吗?"

梁晶想起一件事。"有一次婆婆生病住院,婆婆觉得特别过意不去,不仅不能帮上忙,还给我们添麻烦,影响我们工作。婆婆的情绪特别低落,病也一直好不了。当时我对她说:'妈,您要知道,就算您什么都不干,对我们也是很有价值的。有您在,许瑞和我有妈妈,孩子们有奶奶,我们心里都觉得踏实、有依靠。您要赶紧好起来,我们都需要您。'那次谈话之后,婆婆的精神状态立马好起来了。这就是做出了'看不见的贡献'并且被感受到了。"

导师赞赏地说:"看来你不仅找到了幸福的方法,还用到了他人身上。这种爱与幸福的能量在你身边流动起来了!"

梁晶心里暖暖的:"是呀,现在的我确实是感到幸福的。因为我做出贡献,不再是为了获得他人的认可,而是看到自己的价值,愿意去做出贡献。我拥有了更多的勇气,一是甘于平凡的勇气,就如《月亮与六便士》里说的:'我用尽了全力,就是过着平凡的生活。'我已经接受那个'平凡、普通的自己'。我知道，人生不是一条线，而是一连串的刹那，最重要的是活在此时此刻。二是我拥有获得幸福的勇气。我相信不管遇到什么情况，只要我愿意，都可以做出改变。从那一刻起，我就能变得幸福！"

每天学点心理学

认真的人活在当下

如果把人生看作一条线，"出生"为起点，中间经历起起伏伏到达顶点，最后迎来"死亡"这一终点。那么，我们就会把大部分的人生看作"在路上"，山顶才是目的。如果没能到达山顶，登山活动（人生）就等于失败。很多人过着"线"一样的人生，认为只有上好大学，找好工作，拥有稳定的家庭，这样的轨迹才是幸福的人生。这也是很多人焦虑的来源，被过去与未来束缚，无法活在当下。

事实上，人生是一个循环，结局很少是终点。它不是一条线，而是每一个"现在"的连续。就像跳一支舞，它没有目的地，跳舞本身就是目的。每一个舞动身体的连续的刹那，都是重要的。

人生最大的束缚就是不活在"此时此刻"，纠结过去、忧虑未来。就像在人生的剧场上，你站在舞台中央时，没有聚光灯打向舞台，而是让整个会场都开着灯。看似照亮了人生整体，却无法关注可以尽情舞蹈的此时此刻。

把聚光灯打向自己、对准"此时此刻"，可能连最前排的观众都看不到。

但是，你可以认真地过好"此时此刻"，在人生的每一个连续的"现在"，翩翩起舞！

因为，对你的人生起决定作用的，既不是昨天，也不是明天，而是此时此刻。

世界很简单，人生也一样。